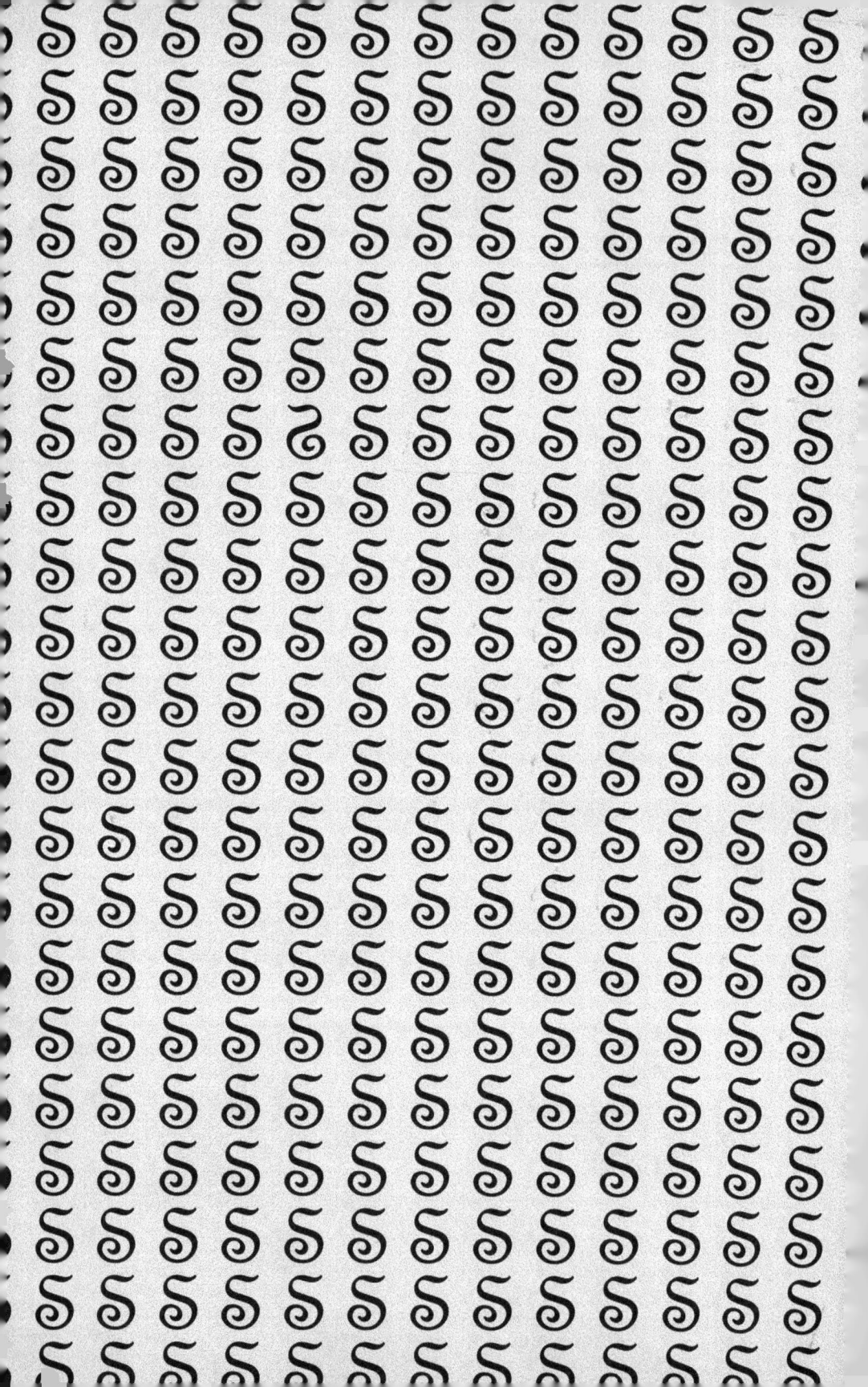

El
dolor
ajeno

El dolor ajeno

Reinaldo Martínez Urrutia

Novelistos al Sur del Mundo

Editorial Segismundo

5

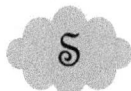

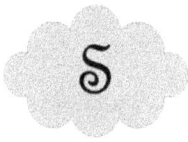

© Editorial Segismundo SpA, 1991-2021

El dolor ajeno
Reinaldo Martínez Urrutia
Colección Novelistos al Sur del Mundo, 4

Segunda edición: Septiembre 2017 (corregida)

Versión: 3.3a

Copyright © 1991-2021 Reinaldo Martínez Urrutia

Contacto: Juan Carlos Barroux <jbarroux@segismundo.cl>

Edición de estilo: Juan Carlos Barroux Rojas

Ilustrador de la portada: Dr. Georges-Alexandre Chicotot (1868-1921), autorretrato en óleo del primer intento de usar rayos X para tratar el cáncer de mamas en la Asistencia Pública de París, Francia, en 1907.

Fotógrafa de la contraportada: Marcela Fernández Daza

Fotografías del interior: Museo de la Asistencia Pública

Registro Propiedad Intelectual N° 79.616

ISBN-13: 978-956-9544-70-5

Otras ediciones de

El dolor ajeno:

Impreso en Chile
ISBN-13: 978-956-9544-71-2

POD – Amazon™, EBM®, etc.
ISBN-13: 978-956-9544-70-5

POD – Tapa Dura
ISBN-13: 978-956-9544-84-2

eBook – Kindle™, Nook™, Kobo™, etc.
ISBN-13: 978-956-9544-72-9

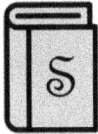

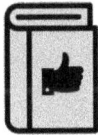

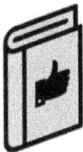

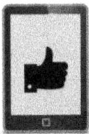

Dedicatoria

*A los funcionarios de
la Asistencia Pública*

Mis reconocimientos

*A los Drs. Sergio Araneda, Víctor Manuel Avilés,
Luis Gautier y Raúl Zapata,
que amablemente compartieron sus recuerdos,
haciendo gala de una prodigiosa memoria.*

Esta llama que aquí ven
la encendió un hombre ignorado
interesado en el cielo,
sin explicarse los rayos,
buscando el porqué del trueno
y yo la guardo en mi pecho
como la fragua el herrero,
de ahí la voz entregando
con mis golpes de escalpelo.
Por eso tomo el dolor
como si no fuera ajeno
y en esperanza lo trueco
y hago a la muerte esperar
que el tiempo me dé consejos.
Y se mantendrá encendida
mientras exista injusticia
la pobreza o el dolor,
es por eso que yo sé
que si aquí traen el odio
su luz lo cambia en amor.

(Del cuento infantil
El ratón y el curandero)

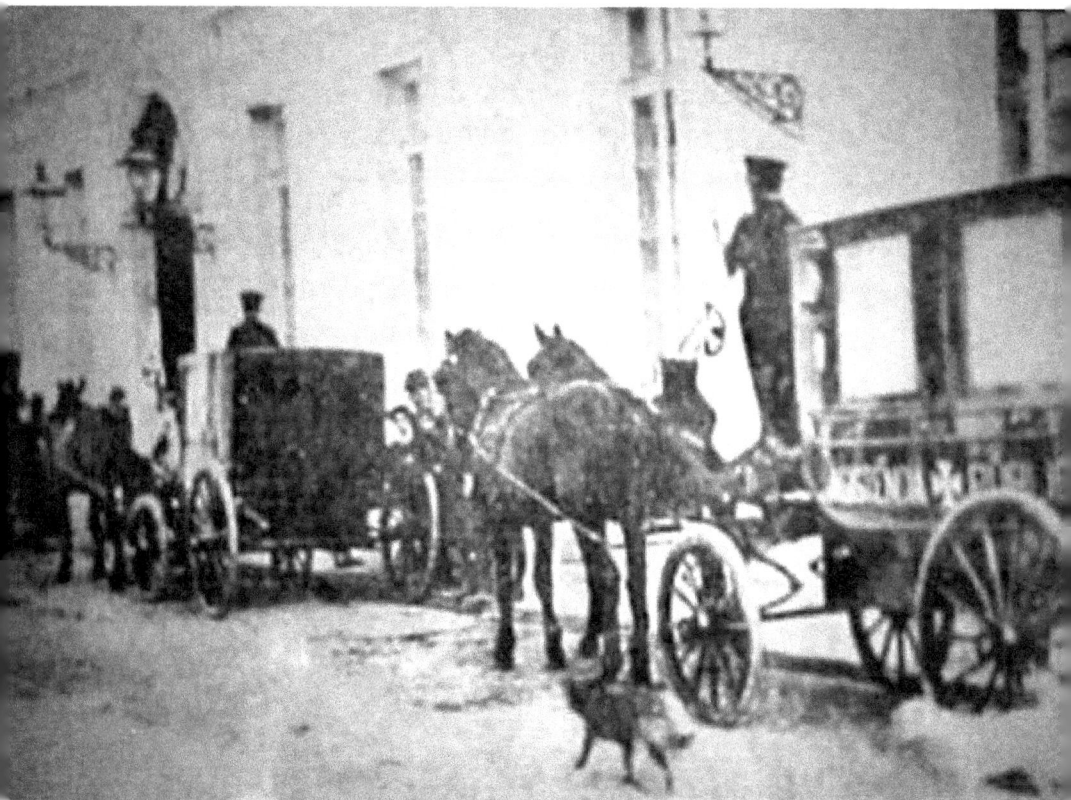

Las primeras ambulancias se guardaban en las pesebreras.

Prólogo de la segunda edición

Hace 26 años nació este libro, "El Dolor Ajeno". Su gestación se debió a la iniciativa de mi colega y amigo Dr. Hernán González, fallecido hace un tiempo. El prologó la primera edición y allí recordaba que habiéndose juntado en una comida antiguos compañeros de la "Vieja Posta Central", concibieron la idea de escribir las anécdotas vividas y sufridas por años en sus anticuadas dependencias.

Recogí el guante y salió lo que salió, fue una edición de 1.600 libros, nada despreciable para nuestro medio, es cierto que fueron los funcionarios de la "A.P." quienes ayudaron para que se agotara.

Durante este largo pasar, mientras me iba haciendo más viejo, muchas veces alguno de mis lectores me pidió que escribiera la segunda parte. La tentación existió.

Las historias de las instituciones, especialmente las públicas, no son ajenas a las del país, a las de su gente y sus gobiernos, y yo, como tantos mayorcitos de cincuenta, las viví y las sufrí. Pero como en estos años, nuestra patria se vio envuelta en sucesos tan dolorosos, me era muy difícil hacer un relato con alguna imparcialidad y eso creo que me contuvo. La historia es mejor relatarla desde lejos y en lo posible por quienes no han sido protagonistas.

El 2011 la A.P. cumplió 100 años desde su fundación, hay hospitales mucho más antiguos en Santiago, pero ninguno ha tenido y aún mantiene una imagen tan especial para los santiaguinos. Su historia también es la suya y de alguna manera la sienten así. Muchas instituciones actualmente tienen Servicios de Urgencia, fuimos los primeros, y mantener la excelencia a pesar de lo exiguo de nuestros recursos ha sido una tarea difícil, pero con mucho tesón seguiremos intentándolo.

Para el aniversario se prepararon los festejos, con las dificultades presupuestarias propias de una entidad pública, pensé que reeditar esta novela era aportar con mi granito de cariño por nuestra Posta que me acogió por 38 años, ya que hay muchos funcionarios ingresados en los últimos tiempos que no la conocen.

Podría haber sido un regalo para la ocasión. Sin embargo, editar en Chile no es nada fácil, no logré conseguir el apoyo de las autoridades de la época, y ahora seis años más tarde concretaremos esta reedición. Será un regalo atrasado, pero con el mismo afecto.

En una revisión realizada el año 2011 por la oficina de personal se encontró que apenas 17 funcionarios aún activos trabajamos alguna vez en la Vieja Casa Central de San Francisco, para ellos, como para mí, los recuerdos son diferentes. No nos están contando una historia, sólo nos hacen recordar lo que vivimos.

En cuanto a los más jóvenes, los que desconocen las vivencias de la primera mitad del siglo XX en este Chile con escasa memoria, ojalá que este libro sea un acicate y alguno recoja también el testimonio de esta carrera que es la vida y se decida a escribir una "Segunda Parte", porque el HUAP, que así nos llamamos ahora, se lo merece ya que desde su fundación esta institución fue concebida así: como una "Carrera de Posta", el Turno no se abandona, hasta no ser relevado por un colega, cualquiera sea su función, si falta uno, el equipo no funciona. Esta tradición se mantiene igual, los más viejos les entregamos esa responsabilidad a los van llegando. Y les deseamos todo el éxito del mundo.

R.M.U.

A C T A   D E   T E R M I N O.

En Santiago de Chile, a 18 de Diciembre de 1967, y en
la vieja Casona de Sanfrancisco 85, y siendo las 16 horas,
se han cerrado las puertas de la Casa Central de la Asistencia
Pública de Santiago, "Dr. Alejandro del Río", por primera
vez y en forma definitiva, después de cumplir sus funciones
durante 56 años cuatro meses y algunos días, lapso en que laboraron
en ella dando lo mejor de sus esfuerzos un conjunto de personas en calidad de médicos, enfermeras, auxiliares, chofers,
practicantes y otros, en fin, que forman esta gran familia
de la Asistencia Pública de Santiago, para atender en momentos de dolor y angustia al pueblo de esta ciudad de santiago.

Le correspondió efectuar el último turno, al sexto turno o turno Volante.

Como constancia firman:

DR. EMILIO SALINAS.   GAUTIER

DR. SERGIO   DR. R. RAMIREZ

                        DR. SANTIAGO RICHTER

J. CABANNE C.

                                             Dr. Har Avicafia. L.

DR. BENCINI

La tarde de un amanecer

Hacíamos el último turno en la Casa de San Francisco 85 una tarde de diciembre de 1967. Al modo de la habitual visita hicimos el recorrido por sus salas vetustas y ajadas, ahora vacías. Cuando la concluimos nos invadió ese indefinible estado de ánimo que nos envuelve cuando penas y alegrías se enlazan en nuestro interior. Alegría por el cambio que vendría y pena porque sentíamos que algo nuestro, muy querido se nos quedaba allí, tal era abandonar en definitiva la casa en que crecimos y adquirimos las primeras experiencias de la vida.

Dada la unicidad del momento, decidimos estructurar algo que testimoniara el hecho. En la oscura y abandonada secretaría, encontramos una casi inservible máquina de escribir, unos papeles y calcos arrugados. Escribimos entonces con dificultad y muchos errores, unas líneas que con pompa titulamos "Acta de término" y la llevamos hasta la sala de médicos.

Allí estaba el jefe Salinas, que había llegado a imponerse de las novedades. Le presentamos el documento y le pedimos que lo firmara. Esbozó una sonrisa, luego los hicimos quienes integrábamos el turno.

El jefe Salinas miró el reloj. —Vamos —dijo—. Hay que cerrar.

Salimos al patio adoquinado y entre varios tomamos las hojas de la corredera de entrada y las deslizamos hasta juntarlas. El reloj mural dio cuatro campanadas, que sonaron a señal de un plazo cumplido.

Así terminó su servicio la destartalada, pero siempre digna casona, herida por el tiempo y envuelta en un manto de tristeza, se extinguió su vida, pero no la de la Asistencia Pública, en ese mismo instante se abrían las puertas de Portugal 125, donde continuaría, atentada por el mismo espíritu de sus gentes, su labor silenciosa y efectiva.

De la muerte renacía la vida.

Dr. Luis Gautier V.

Prolegómeno

(Santiago, 19 de diciembre 1967)

F altan pocos días para navidad y al costado de la iglesia se han instalado vendedores ambulantes, los Almacenes París fueron adornados con un pino hecho de luces. San Francisco me pareció más sucia que nunca esta tarde; a la izquierda el hotel galante con la puerta siempre entreabierta. Creo que jamás he dejado de mirar por la rendija, debe ser natural, por lo demás los muchachos y hasta los doctores suben al tercer piso para hacerlo. Hay de todo, algunos que tironean a las arrepentidas, otros que simulan inocencia y entran a la carrera. Este es un barrio de hoteles galantes, las calles Londres y París están llenas de ellos. También las prostitutas frecuentan la vecindad y en las noches llegan a consultar después de alguna riña, a veces se quedan en la sala de espera a fumar, aunque es raro que lleven cigarrillos.

El acceso a la A.P. (como con cariño y orgullo llamamos a la Asistencia Pública) en el N° 85, carece de puerta, nunca la tuvo. La luz de la farmacia permanece aún encendida, pero no creo que alguien esté trabajando, pues desde anoche la atención médica se realiza por completo en el edificio nuevo. El 15 lo inauguró el presidente, nosotros desde hace una semana estamos trasladando camas, medicamentos, muebles e implementos, ya que no todo será nuevo. Los enfermos se han mudado durante tres noches, los crónicos a la Posta 2. En el discurso de inauguración, Pacheco, que es el presidente de la asociación de empleados, aprovechó de solicitar aumento de salarios y otras regalías. El presidente Frei comentó después riendo que se había pasado de listo, pero en realidad tiene razón el Orlando Pacheco, los sueldos son de hambre, peor aún para los pensionados ya que el 40% son asignaciones que se pierden al jubilar.

Al final del pasillo hay una reja de corredera, el patio está en penumbras, esto me produce una sensación extraña, en 22 años de trabajo nunca lo había encontrado tan sombrío, llegará el día en que se apague para siempre. Recuerdo mi primer día de trabajo, fue el 45, por la Alameda había un desfile militar, Alemania se había rendido, la gente se detenía para verlos pasar, sin entender el motivo, seguro que yo no lo recordaría si no fuera por esa coincidencia.

El interior no está hecho un desastre como uno pudiera imaginarse, después de todo hasta ayer se atendieron enfermos aquí. En el patio de adoquines había papeles y unos tarros. La sala de médicos, estaba intacta, no se habían llevado los sillones de madera sin cojines, que recordaban los carros de tercera; el teléfono conservaba el tono y el calendario tenía unas rayas que alguien hizo para calcular que fiesta o que pascua debería pasar lejos de casa.

El ingreso de vehículos al patio se anunciaba con un timbre, ya que era posible ser atropellado, seguramente por eso al cruzarlo me detuve un instante, sin pensarlo. Sin embargo, ahora sonó una campana, con su inconfundible tañido metálico y entonces sin gran prisa entró un carromato tirado por dos caballos. Se detuvo en el zaguán. Dos hombres de uniforme azul, con botas de media caña y quepis bajaron del pescante, uno llevaba la bandera con la cruz de la Asistencia Pública, del interior descendieron dos más, con delantales larguísimos. De mi persona no se preocuparon, como si no existiera, o fuera transparente. Entraron y sólo entonces reparé que todo estaba cambiado y diferente, las luces encendidas, pero en semipenumbras.

—Garrido, los caballos —gritó alguien, y un hombre tomó las riendas llevándose el coche.

Tenía la sensación de haber visto antes una escena parecida, en alguna película antigua.

—Espérame que tengo que llenar el informe —dijo el de delantal.

Se dirigía a otro de chaqueta corta y bordes redondeados, de bigote fino, indudablemente muy bien cuidado, y que completaba su extraña vestimenta con un sombrero de alas pequeñas y levantadas.

—Pero, Ricardo, si no te apuras nuestros ángeles emprenderán el vuelo.

Mientras uno partía a la carrera, el otro sacó una pitillera y alzó los ojos hacia mí. Yo podría jurar que me estaba mirando, pero como si hubiese visto al diablo mismo, volvió la cigarrera al bolsillo, y cuando escuché una voz gruesa, comprendí que tenía a alguien detrás.

El hombre a mis espaldas era todo un espectáculo, no muy alto, de unos cuarenta; el cabello corto y duro con grandes entradas en la frente; el bigote grueso retorcido hacia arriba en las puntas y una barba triangulada en el mentón como Dartagnan. Su terno era impecable, perfectamente entallado, una especie de corbatín negro se perdía a ambos lados del cuello almidonado.

Su voz hacía juego con sus cejas arqueadas y la mirada punzante, sólo sus manos no se compadecían de su aspecto altivo, las mantenía entrelazadas, no gesticulaba con ellas para enfatizar sus palabras, se adivinaban dos manos suaves, acogedoras, destinadas a otros menesteres.

—Doctor Alvarez, o debo decir señor Alvarez ya que lo encuentro sin su delantal, cuando aún no han sonado las ocho ¿se puede saber por qué motivo planea abandonar el turno antes de la hora?

Alvarez visiblemente descompuesto, intentó esbozar una sonrisa.

—Don Germán, mi madre…

—Aquí en la Asistencia Pública diríjase a mí como doctor de la Fuente, jovencito, los vínculos familiares no pueden hacer olvidar el deber, tiene dos minutos para vestirse y acompañarme en la ronda, creo que le será beneficioso irse acostumbrando a las patologías de urgencia.

Don Germán sacó un reloj de bolsillo, lo cotejó con el que colgaba en el muro y se quedó parado cerca de la puerta.

No habría podido disimular que controlaba la llegada. Los funcionarios llegaban en grupos y todos, absolutamente todos los hombres usaban sombrero, y las mujeres vestidos largos que apenas dejaban ver los zapatos. No sé si diré una tontería, pero sus ropas me parecieron más pobres que las nuestras, que desde luego nunca están muy nuevas. Algunos entraban serios, otros riendo o charlando, pero al cruzar su saludo con don Germán adoptaban todos la misma actitud, como si trastabillaran un segundo, se ponían rígidos y apuraban el paso, las mujeres bajaban la mirada y emprendían un ligero trote.

Alvarez, ahora en delantal, y conservando el rostro enrojecido, se presentó al médico jefe. Había perdido su aire mundano, incluso se lo veía algo encorvado y frágil, tenía el cabello claro con rizos sobre las orejas y dividido en dos por una partidura central, lo que le confería un aspecto infantil, tomando en cuenta que su edad sería de veinte.

—René…

Alvarez levantó la vista: —Sí señor.

—Usted, insinuó que quería confiarme algo de mi hermana ¿o me equivoco?

—No, no doctor, está muy bien, le aseguro, eso creo, así lo manifestó en su última carta, siempre recordándose muy bien de Ud., siempre le envía sus saludos.

El viejo disimuló malamente una sonrisa.

Se dirigieron adentro con el médico de turno, también enfundado en un delantal con ataduras en la espalda. Don Germán lo saludó de mano. Al ver que se extrañaba por la presencia de René explicó la situación.

—Abusando de tu buena voluntad, he accedido al deseo de mi sobrino de pasar la visita con nosotros ¿si no tienes inconvenientes Antonino?

Se internaron en la sala de hospitalizados, una enfermera tocada de una pañoleta blanca que le ocultaba el cabello se les unió.

El doctor Montenegro conocía los casos de memoria: un hombre agredido con arma blanca, y operado de madrugada, le había confesado que fue subido a un carretón por sus amigos que, a pesar de la curadera, recordaban los límites de atención de la Asistencia. Lo abandonaron en la Alameda sobre un escaño y entonces llamaron una ambulancia -¡Por suerte para el infeliz!-, porque de no ser así habría fallecido desangrado. Debió suturársele el hígado, el estómago, el páncreas y hasta el riñón izquierdo lo que da una idea de la dimensión del arma, que si uno no conociera los hábitos del pueblo pensaría que fue un sable.

—Fuera del sector —comentó don Germán a media voz—. ¿Qué se puede hacer?, la gente rápidamente aprende a burlar las reglas. En todo caso, Antonino, tenemos plena confianza que la Posta 3 será una realidad este año, a lo más el próximo, don Alejandro tiene todo muy adelantado. Como siempre un problema de dinero nos tiene detenidos, entonces no habrá necesidad de arrastrar a los enfermos un par de cuadras para lograr su atención. La gente en este país es tan especial, todos se creen con derecho a criticar, los diarios editorializan dándonos pautas: *El Mercurio* publica la carta de una damita francesa que nos acusa de no alimentar a los pacientes. Don Alejandro estaba indignado, el mismo se hizo cargo de responderla. Sin embargo, hace un año, cuando no existía donde llevar a un herido por las noches y los enfermos deambulaban semanas tratando de conseguir una cama, nadie levantaba un dedo para habilitar un hospital de emergencias.

Vieron un par de pacientes más y se detuvieron en un caso de probable apendicitis. El doctor de la Fuente se arremangó los puños y con sus manos gruesas palpó y percutió el abdomen de un muchacho. Llamaba la atención que sus ojos tuvieran un tinte amarillento, de ictericia, como en las hepatitis, sin embargo, don Germán opinó que debía ser operado, pues sospechaba una apendicitis complicada.

—Dr. Alvarez, ¿por qué podría tener ictericia una apendicitis?

—Por un absceso en el hígado —respondió sin pestañear René.

—Muy bien muchacho, preocúpese de seguir el caso, la cama del enfermo sigue siendo el mejor libro de medicina, no lo olvide.

Al pasar a la sala vecina, don Germán arqueó las cejas.

—Todavía está aquí este hombre.

Se refería a un paciente con la barriga muy prominente, probablemente cirrótico.

Don Antonino Montenegro bajó la cabeza y levantó los hombros.

—Ha sido imposible conseguirle cama, tampoco está en condiciones de que lo mandemos a la casa.

—Este asunto no tiene solución, a nadie parece importarle, no pueden entender que la Asistencia es un centro exclusivo para atender emergencia y que ya superada los pacientes deben ser recibidos en los hospitales. Se supone que a diario éstos nos envían un listado con sus camas vacías, pero desde luego no se cumple.

Yo miré mi reloj, marcaba las 6:30. Recordé que estos días cuesta un mundo tomar locomoción, porque todos vienen al centro a comprar sus regalos. Yo tomo el *trolley* 4 y sólo tengo que caminar dos cuadras, pero para los que viven lejos es un problema. Se dice que van a construir un ferrocarril subterráneo por la Alameda, pero no lo creo, sin ir más lejos el edificio nuevo demoró quince años en terminarse y se perdieron más de tres solamente en escoger el sitio, lo que parece increíble. El senador Allende, que estaba en la inauguración, pues él patrocinó el proyecto, se encargó de recordarlo, pues nosotros de tanto esperar ya lo habíamos olvidado.

Dejé a los doctores pasando su visita. Todo era tan extraño, la gente vestida a la antigua; el patio en penumbras; sintiéndome presa de una morbosa atracción de permanecer allí, para verlo y escucharlo todo. Yo llevaba un paquete de regalos que había comprado para mi hijo y aún lo tenía en las manos, pero todo el resto había cambiado.

Volví a mirar el reloj, seguía detenido en las 6:30. Este detalle me sobresaltó, y por primera vez sentí temor; sin embargo, al salir a la calle el desconcierto fue completo. Como si hubiese sido trasplantado a otra ciudad; la calzada era de adoquines; los faroles alumbrando escasamente y desde la Alameda vi un coche tirado por caballos, salpicando con su trote metálico el empedrado. Al edificio de la A.P. le faltaba el 2.º piso; no existía la farmacia, tampoco el ala de pabellones y laboratorio que llegan a la calle París; en su lugar había una casa de un piso, de esas con puerta-mampara y ventanas enrejadas. Un viento helado me erizó la piel. Observé el cielo oscuro y nuboso, amenazaba llover, miré el reloj, sin duda se había detenido. Debería decidir o me echaba a andar por esta ciudad desconocida, donde sólo la Iglesia que sobresalía por su altura me era familiar o volvía a la A.P., donde a pesar de ser invisible para todos, había algo parecido con las cosas de mi tiempo.

—¿Señor Carrasco?

Me sentí feliz al escuchar mi nombre.

—Soy el doctor del Río —se presentó sonriente—. ¿Usted es don Aureliano Carrasco y ocupa el cargo de *chauffeur*, no es así?

Afirmé con la cabeza, pues no me salía el habla. Había visto muchas veces un retrato al óleo que lo recordaba, pero en el cuadro aparecía más gordo y canoso. En realidad, se lo veía joven y apenas robusto, con la frente amplia. Llevaba un abrigo con solapas de terciopelo.

—Por favor no se asuste, lo esperaba, esto de atender invitados habitualmente me está reservado por mi cargo de administrador. Hace poco tuvimos el honor de recibir al profesor Widal de París, ¡oh! perdone mi inexcusable pecado de vanidad, seguramente Ud. ignora quién es él. Por favor venga conmigo.

Me dejé llevar por su brazo. A pesar de su tono suave, había gran fuerza en sus palabras. No sé cómo habría reaccionado si me niego a seguirlo.

—Mire señor Carrasco usted no está aquí por casualidad, desafortunadamente no esperaba su visita para esta noche, ya que aún tengo asuntos pendientes. No es fácil de explicárselo o más bien no es fácil que Ud. lo entienda, sepa en todo caso que no llegará tarde a casa. Veo que lleva un regalo, pero le insisto no se preocupe. Lamento encargarle un trabajo extra en su día libre, sé que han tenido de sobra en estas noches trasladándolo todo. Por lo demás, siempre he sido un defensor de los derechos laborales, especialmente cuando se trabaja de noche, pero Ud. mejor que yo sabe cuántas veces ha debido saltarse su descanso, sin que hubiera siquiera testigos para agradecerlo y, peor aún, cuando el sacrificio no ha sido coronado con el éxito.

Me dejó sentado cerca de la puerta y pensando en sus palabras; recordando en cuantas ocasiones hemos corrido llevando un paciente grave o teniendo que bajar la camilla varios pisos por alguna escalera estrecha y finalmente el paciente se ha muerto. A pesar de estar familiarizado con la muerte, uno siempre queda frustrado, cuesta explicárselo a los extraños. Una vez me entrevistó un periodista, pues cada cierto tiempo les da con sacar artículos sobre la Posta, lógicamente que andan buscando sólo dramones. Me preguntó qué me había impresionado más en estos veinte años y le conté lo ocurrido para una noche de Año Nuevo. Tomó notas muy serias de mi relato, pero después no publicó ni una palabra. A mí me había impactado ese hecho; en ese entonces estaba destinado en la Posta 3, minutos antes de media noche fuimos llamados a una casona de la calle Catedral. Había ambiente de jolgorio en las calles; en esos años se permitía el uso de fuegos artificiales y por todas partes sonaban los petardos y los voladores de luces. No queríamos pasar las "Doce" trabajando, así es que echamos a sonar la sirena y partimos a toda velocidad. En la casa se notaba que se habían reunido todos los parientes, una tremenda mesa adornada con velas de colores, las mujeres luciendo sus mejores ropas y los niños, sobrinos y nietos correteando inquietos. Nos pasaron al dormitorio. A pesar de la brusca enfermedad del dueño de casa, nadie parecía tomarlo en serio, esperando que solucionáramos el problema rápido para poder continuar la fiesta. El hombre estaba muerto, probablemente sufrió un infarto. Llamé al hijo mayor quien nos pidió que permaneciéramos en el dormitorio mientras él daba la noticia al resto. Se tomó un largo tiempo, a nosotros con Rojas nos dieron las Doce de pie al lado del cadáver. Nos dimos la mano. A Rojas que era más joven se le caían las lágrimas. La despedida fue muy especial, todos se sintieron con la obligación de saludarnos de mano, quizás agradeciendo nuestra visita, quizás deseándonos un feliz año, nosotros murmurando entre dientes un pésame.

Al subir a la ambulancia el hijo llegó con una torta: —Llévesela —insistió —a nosotros de nada nos sirve ahora.

Ni yo, ni Rojas la probamos, cuando más tarde la repartimos entre nuestros compañeros, a pesar de las bromas que nos hacían.

Don Alejandro volvió con el doctor de la Fuente, el jefe de turno y el joven Alvarez.

—El señor Carrasco —me presentó don Alejandro con mucha ceremonia. Todos parecían felices, don Germán hasta me palmoteo un hombro. Sólo René parecía asombrado, mirando mis *jeans* y camiseta rayada.

—Doctor de la Fuente, sería usted tan amable de mostrar al señor Carrasco nuestras dependencias, no quiero que se nos aburra.

Don Germán levantó una ceja, como pensando un instante:

—Para un *chauffeur*, con la experiencia suya, es bien poco lo que puede interesarle, en realidad poseemos un solo automóvil de motor, los otros son carros de tracción animal, aunque el plan es cambiarlos todos, salen más económicos a largo plazo. Aquí -y me señaló el otro lado de la calle- están las pesebreras, además tenemos un mecánico encargado de las reparaciones.

Me explicó el funcionamiento, el sistema de turnos, que increíblemente no ha cambiado en nada hasta ahora. Después visitamos las salas donde se recibía a los pacientes, había una donde se los aseaba antes de ser examinados, incluso podían recibir un baño completo.

—Es que todavía hay muchas calles sin empedrar en la ciudad, aquí a dos cuadras de la avenida de Las Delicias, frente al palacio de La Moneda los conventillos se transforman en lodazales. Ahora en el invierno a los heridos debemos sacarles el barro para poder examinarlos. Que usted haya visto hoy gente aseada es porque gracias a Dios algunos tenemos un baño en casa, pero no es el caso de la mayoría. La Asistencia Pública se creó esencialmente para los que no tienen los medios para atenderse llamando un facultativo a su casa y por ello mismo la iniciativa se arrastró por más de veinte años, formando comisiones, emitiendo informes, haciendo proyectos, porque los problemas de los más necesitados no son casi nunca vividos por quienes toman las decisiones. La Junta de Beneficencia está integrada por respetables ciudadanos de buena voluntad, pero cuesta mucho que valoren en su real dimensión los datos técnicos de los médicos. Sólo nosotros vivimos a diario el drama de la escasez de recursos en los hospitales y la falta crónica de camas. Los fondos públicos siempre encuentran un mejor destino, es una característica de nuestros tiempos, ¿me va a creer que en Europa pasa algo parecido?, es cierto que están más avanzados, especialmente en París y Buenos Aires, pero básicamente es lo mismo, gastan sus recursos en armamentos, hasta han puesto ametralladoras a los aeroplanos, en cualquier momento hacen estallar una guerra y con las poderosas armas modernas será la destrucción total, y ahí estarán otra vez los médicos tratando de reparar lo irreparable.

Bajó los párpados, se le notaba cansado. No era un hombre viejo, sólo que con la barba lo parecía.

—Usted perdone, señor Carrasco, debería entretenerlo y lo estoy aburriendo con mis pensamientos absurdos, ¿apetecería una taza de té? Venga yo vivo aquí, atravesando la calle. Don Alejandro me pidió que le solicitara, y en verdad espero que usted lo acepte, colocarse nuestro uniforme. Es una pequeñez después de todo, pero es un poco simbólico, como casi todo lo que hacemos, ¿no lo cree usted?

No alcancé a responder, estaban seguros de mi aceptación. En un par de minutos había aparecido un uniforme azul, evidentemente nuevo. Puse el pantalón encima de mi *jeans*, como para comprobar la talla.

—No se preocupe, le quedará bien, a don Alejandro no se le escapa ningún detalle.

Cruzamos la calle camino a su casa, habían empezado a caer algunas gotas de lluvia. Miré el paquete que llevaba aún en mis manos. Extraña navidad, extraño regalo, pensé. A media cuadra venía otro coche ambulancia tirado por caballos, lo hacía ahora a mayor velocidad. Cada cierto rato percibía el tañido de su campana y a un hombre agitando la bandera insistentemente. Metí el pie en un charco, Don Germán me sonrío.

—Venga le hará bien una taza de té.

Capítulo I

(1911 - 1920)

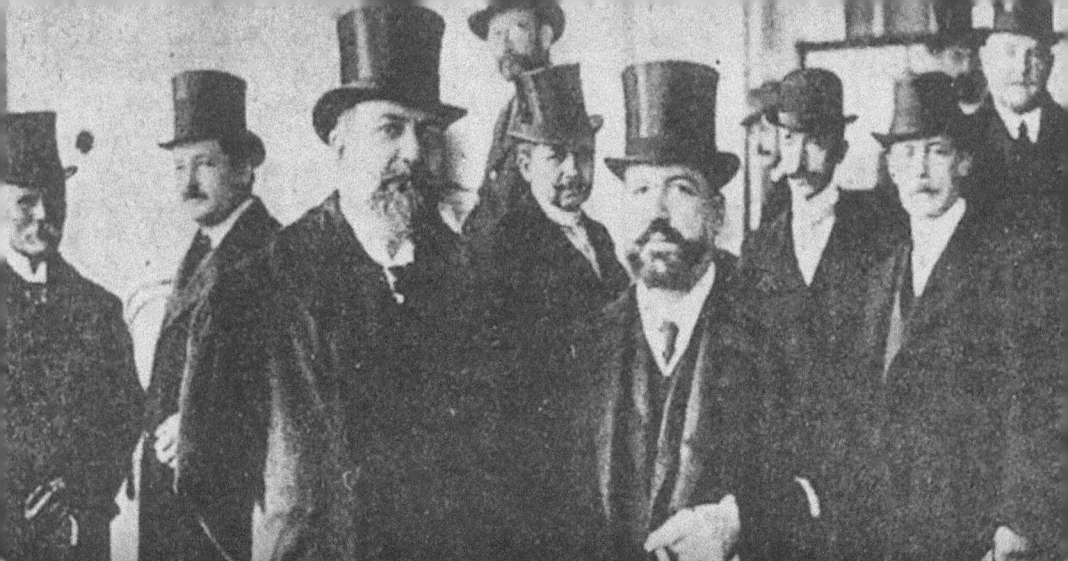

Ministro del Interior, Don Rafael Orrego con el Dr. Alejandro del Río, en la inauguración de la Asistencia Pública.

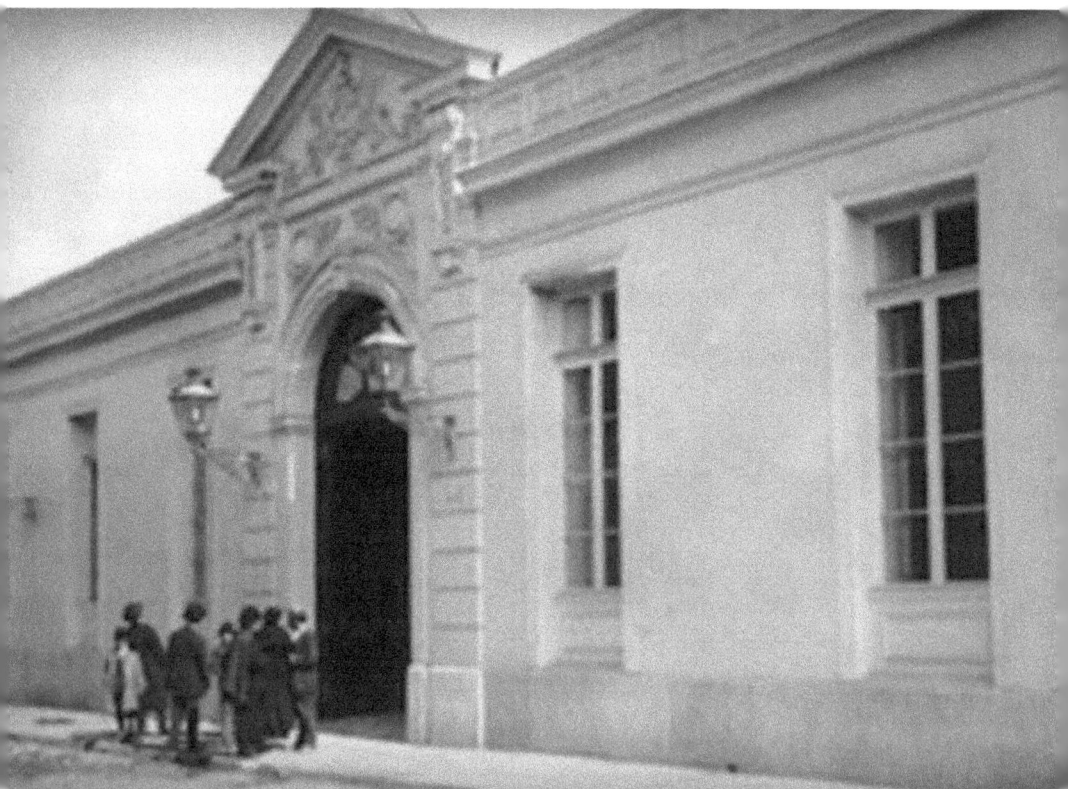

La Posta Central antes de construir el segundo piso.

1

La luz de los faroles brillaba sobre las baldosas mojadas, llovía suavemente, casi una garúa gruesa. René y Ricardo apenas traspasaron la puerta de la A.P. emprendieron la carrera hacia la Alameda, allí esperarían locomoción. No estaba la noche para hacer el camino a pie.

Los vidrios del tranvía apenas dejaban ver la escasa luminosidad de la ciudad, el polvo con el agua formaba una capa sobre los cristales. El carro iba semivacío, pero igual se respiraba un olorcillo a ropas mojadas. Los dos muchachos se sentaron en una banca de madera. René permanecía en silencio, cosa poco habitual, como si su pensamiento estuviera en otro mundo.

—Supe que don Germán te agarró cuando ibas saliendo —lo interrumpió en su meditación Ricardo.

—Sí, sí —aclaró René, siempre distante.

—Parece que el viejo estaba de buenas.

—Tú sabes como es el tío, le encanta gruñir, como si yo no lo conociera, no me dio tiempo de decirle que Marín ya me había relevado del turno, pero después lo olvidé con la visita, ojalá siempre pudiéramos pasarla con él. Es un gran clínico el viejo, estuvo examinando al muchacho que cayó del andamio, un examen neurológico de lujo.

—Se nota qué lo admiras.

—¿Y tú no?

—No lo sé, René, no está en mi manera de ser el tener ídolos, don Germán para mí es un viejo gruñón que llega de oscuro y basta con que te observe para sentir su mirada como un reproche, como si estuviera buscando tu error para echártelo en cara…

—Pero es buen hombre, hay que conocerlo, yo creo que es tímido.

Ricardo se echó a reír: —¡Tímido! Si él es tímido yo soy Napoleón, con ese vozarrón no se puede ser tímido.

René lo miró serio y siguió explayándose sobre la timidez y el disfraz con que la cubren algunos para no demostrarla.

Más tarde atravesaron en un veloz trote el largo parque de gravilla de la avenida de Las Delicias, con su paseo central donde los álamos crecían en hileras de espigados troncos blancos, recordando un camino de fundo. Se sentaron a una mesa. René se frotaba las manos y rítmicamente golpeaba las baldosas con los botines para combatir el frío. En la confitería Torres se juntaban en las tardes y noches los estudiantes y artistas. Estas reuniones eran réplicas de las tertulias que antaño se oficiaban en las casas acomodadas.

René tomó café — con un poco de malicia — le dijo al mozo, señalándole con los dedos una medida imaginaría. Ricardo, café solo. Tenían que estudiar, además las clases comenzaban a las ocho, le recordó a René, siempre remolón en eso de levantarse temprano. Pero el otro ya se había integrado a un grupo de jóvenes. Algunos eran estudiantes, otros poetas o artistas plásticos. Cualquier tema era apto para la discusión, la poesía francesa, la política educacional o la llamada "Crisis Moral", tema que rondaba en los corrillos desde el Centenario, y con frecuencia recordados en los brillantes discursos de don Enrique Mac Iver en la Cámara. René no era propiamente un admirador del parlamentario, defendía su diagnóstico de la realidad nacional, no así sus soluciones. De tanto oírle hablar, Ricardo pensaba que René no tenía muy bien definido su pensamiento. "Libertario" se había proclamado un par de veces, pero quizás ello se debía más a la belleza del vocablo, que a alguna vinculación con los grupos anarquistas que así se hacían llamar.

Pasadas las diez, Ricardo volvió solo a la pensión, René no soltaba la palabra. El presidente Barros Luco, a pesar de cierta oposición en el congreso y aún de sus ministros, había dado el plácet a monseñor Sibila como nuncio de la Santa Sede. Y como en su anterior misión la actitud del prelado había sido tan criticada, ahora se preparaban para agraviarlo, especialmente los estudiantes. El largo viaje marítimo del nuncio desde Roma duraba un par de meses y durante este lapso era el comentario obligado de todas las veladas.

Las clases de la mañana habían transcurrido lentamente después varios alumnos, como era costumbre, fueron a estudiar al cementerio. Algunos lo hacían en pequeños grupos, otros se paseaban disertando en voz alta, repitiendo de memoria extensos párrafos de los textos. René se recostó en el césped y a los pocos momentos dormía con su libraco sobre el pecho. Ricardo lo miró una vez más con curiosidad. Era incomprensible que René obtuviera siempre buenas calificaciones cuando estudiaba tan irregularmente. Desde el primer año calentaba los exámenes. Sus preparaciones anatómicas las hacía en dos semanas mientras el resto demoraba meses en terminarlas. A veces Ricardo lo creía estudiando, pero ignoraba que entre las páginas de sus textos siempre se podía encontrar poemas de Rimbaud o Pezoa Véliz, otras veces versos que componía él mismo. Por otra parte, al margen de la pérdida de tiempo que ello significaba, Ricardo se exasperaba con esas poesías exentas de toda métrica, donde las bellas exuberancias líricas brillaban por su ausencia, sólo palabras vulgares componían esos escritos. Y a pesar de cierto mito compartido por los estudiantes respecto a Carlos Pezoa, pues había fallecido en una de las salas del San Vicente donde funcionaba la escuela. Ricardo no gustaba de él, incluso de su físico.

Martín Blasco lucía con peculiaridad su uniforme azul de la Asistencia, parecía un almirante, había comentado alguien riendo y en realidad hacía su trabajo con una prestancia y dignidad, que a uno lo hacía pensar que el propio don Alejandro del Río, siempre tan pulcro en el vestir, no lo haría mejor. Blasco hacía las veces de portero, pero era mucho más que eso, él tomaba los datos a quien se iba a atender, decidía a qué dependencia debía dirigirse el paciente, a quién debería bañarte antes de ser examinado. Cuando alguno llegaba manando sangre a borbotones él siempre se las arreglaba para que rápidamente fuera atendido, pero siempre sin manchar su traje, ordenando con estrictez, pero sin siquiera alzar la voz. Como lo haría un mayordomo londinense en una cena con la realeza.

Blasco tomó los datos a una joven, la hizo pasar a la sala de exámenes y ubicó a Ricardo.

La muchacha yacía sentada en una camilla, respiraba con dificultad, su falda había sido arreglada de manera que apenas descubría sus botines. El cuello del vestido le tapaba el pecho por completo, no llevaba sombrero y su cabello prendido en un moño estaba algo despeinado, lo que hacía presumir que se cubrió la cabeza con alguna mantilla debido a la premura. Insistía en aferrar un pañuelo tapándose medio rostro. Ricardo entabló con ella un diálogo difícil, interrumpido por la tos. El pañuelo manchado de sangre era suficiente –hemoptisis- sangre proveniente del pulmón, que debía diferenciarse por su color del sangrado de una úlcera del estómago, recordó Ricardo.

—¿Siente un cosquilleo? —preguntó el estudiante. Ella se llevó una mano al centro del pecho y simuló rascarlo, mientras con la cabeza afirmaba. Entonces por breves instantes dejó su boca al descubierto. Su labio superior tenía una curvatura infantil, pero el otro era más grueso, como partido en dos. Los dientes le daban la apariencia de una muñeca. Ricardo sostuvo su mirada y enrojeció.

—Descúbrase señorita, por favor —dijo con un hilo de voz que intentó cortar con un carraspeo.

Beatriz desabotonó la espalda, Ricardo debió ayudarle, pues se trataba de múltiples botones que pasaban por ojales de lazo. No pudo dejar de aspirar un aroma fresco que escapaba de su piel, probablemente a violetas. Por un pequeño espacio de su dorso introdujo el fonendoscopio.

—Respire por la boca por favor.

Pero cada inspiración profunda le despertaba la tos. A Ricardo habitualmente este hecho le producía una inconsciente exasperación, como si el tiempo que perdía intentando el examen le fuera muy valioso.

—No por favor, por la boca, trate de no toser…

—Estoy tratando, doctor.

René apareció en la sala, con un gorro blanco de tela y mascarilla sobre la nariz. Agitó un brazo imitando a don Daniel García Guerrero su profesor de clínica médica. Caminaba doblando las rodillas ya que el profesor no pasaba del metro sesenta.

—No, no doctor, mal hecho, ¿qué examen físico es ese? Deberá sacarse el vestido, señorita, en realidad es imposible diagnosticar así.

Beatriz insinuó un reclamo y con dificultad retiró el vestido. Bajo él un refajo de lana seguía oponiendo igual resistencia al examen.

—También eso —intervino René, ayudándola.

Beatriz se dejó hacer. René dio un paso atrás observándola.

—Note usted, doctor, el grosor de las venas del cuello y su latido, con ese vestido habría sido imposible verlo.

Después puso su mano abierta sobre su pecho; frémito, soplo, congestión de la base, iba diciendo.

—En resumen, válvula cardíaca dañada, enfermedad reumática. ¿Cuál será su tratamiento doctor?

Ricardo aturdido, calló. Por momentos le daba risa la imitación del profesor que hacía René, pero era mayor la molestia que le producía su intromisión.

—Sangría, doctor, sangría y digital, no olvide el valor de la sangría en la insuficiencia del corazón, pues no ha sido superada por las drogas modernas —siguió bromeando René.

Ricardo debió interrumpirlo. Por favor avisa al ayudante 1.º para que autorice la hospitalización.

René los dejó solos. Ricardo miró de reojo el nombre de la muchacha en la tarjeta.

Tengo que hospitalizarte, Beatriz.

Ella respondió con un tosido, después cerró los ojos un largo momento. Era bonita, sus pechos desnudos se agitaban por la dificultad para respirar y le parecieron dos ojos enormes que lo seguían en su quehacer, haciéndole sentirse torpe.

Entonces también puso el fonendo sobre el corazón. "Param-Chaz", sonaba la válvula engrosada por la enfermedad, "Param-Chaz". Su piel estaba helada. Seguía con los ojos cerrados.

Tenía la boca muy bella, con los dientes parejos, recordaba más tarde, cuando caminaban por la calle con René. Lógicamente jamás se atrevería a confesarle a su amigo la atracción que le produjo Beatriz.

Caminaban lentamente, fumando. La noche era tibia, la luna redonda recién se alzaba sobre la cordillera. Se detuvieron a esperar el carro en la vereda del convento de las Claras, frente al cerro Santa Lucía. Algunas victorias y automóviles pasaban con la capota abajo gozando la noche templada.

—Te invito un trago en la Federación —dijo Ricardo de improviso.

Estás loco, don Lucas nos interrogará mañana.

—¡Al diablo con tu Lucas Sierra!, llevo dos semanas pegado a los libros, yo invito—. Hizo sonar unas monedas en el bolsillo y partió corriendo imitando el trote de un caballo.

René lo alcanzó recién en Ahumada. Ricardo respiraba agitado por el carrerón y se abanicaba con el tongo.

—Ya lo sé, te gustó la niñita esa —se rió René palmoteándole el hombro.

Ricardo quiso negarlo, quiso preguntar a quién se refería, pero fue incapaz, se limitó a levantar los brazos y tiró el sombrero al aire.

—*Vive la vie! vive la vie!* —exclamó dando un alarido, mientras emprendía otra vez la carrera por Ahumada hacia la Federación. Los escasos transeúntes que a esa hora pasaban se dieron vuelta para mirarlo.

—¡Ey! Espérame calavera, espérame—. René corrió tras él gritando a todo pulmón.

Ricardo se preocupó personalmente del traslado de Beatriz al San Vicente, donde don Daniel impartía sus clases. El San Vicente era un hospital nuevo, un orgullo para Chile y América se había asegurado poco tiempo antes cuando fue inaugurado, en cambio el viejo San Juan de Dios frente a la misma Asistencia era ruinoso, con unas salas como barracones que daban espanto.

—Allí estarás bien —aseguró Ricardo tratando de convencer a Beatriz, la que sólo deseaba ser enviada a su casa.

—Pero, ¿tú estarás allí? —preguntó la muchacha, tuteándolo por primera vez.

—Te visitaré todos los días, te lo prometo—. El 5.º turno que empezaba a las 18:30 y terminaba a las 21 horas, era el más apetecido por los alumnos contratados como ayudantes terceros, pues no les hacía perder clases. A su término Ricardo tomaba el carro 6

"Matadero-Palma" hasta la calle del Panteón, para ir a ver a Beatriz. Las monjas que eran las enfermeras, con un sentido de propiedad muy especial sobre la institución, lo miraban con una severidad complaciente, a pesar de que no era extraño que los médicos pasaran visita a cualquier hora, incluso de noche. El propio García Guerrero lo hacía cuando tenía un tiempo libre, sin olvidar los domingos.

Al mediodía, cuando los demás alumnos se desperdigaban por el barrio a repasar sus textos o a almorzar, corría a la gran sala donde en dos interminables filas se alineaban las camas, Beatriz estaba separada por un biombo. Con su delantal blanco procedía a examinarla, dejando por largo rato el fonendoscopio en su pecho. Ella se dejaba hacer sin ocultar su felicidad. Se arreglaba los cabellos segura de que él no faltaría a la cita. Había mejorado francamente, su corazón seguía emitiendo el rasguido nefasto de la válvula dañada, pero respiraba con mayor facilidad. Con el nuevo aparato de Rayos X se logró visualizar los pulmones que no mostraban lesiones. El profesor García la dio de alta, Ricardo palideció al saberlo.

—¿Sabes?, ahora no quisiera irme.

—Estarás bien, pero tienes que cuidarte y no olvidar las gotas de digital.

Tomó el tranvía de regreso a la pensión, René había sido muy discreto y nada le había preguntado, entonces reparó que no sabía su dirección. En los días siguientes hurgó en las oficinas de la administración que eran un enjambre burocrático desquiciador. No estaba consignada en la ficha médica. Debería esperar que concurriera a algún control, pero ello lo impacientaba.

—¡Por la mierda! —dijo en voz alta.

—¿Qué te pasa?

—¡Que este país es una mierda!

—¿Quieres saber su dirección?

—Sí, sí la quiero.

Pregunta en la Asistencia siempre la registran en el dato que se toma en estadística.

—Amigo, usted es increíble.

—Sí, ya lo creo, hace un mes que no me hablas. ¿Te has dado cuenta?

—Bueno, es... ¿Tú has estado enamorado, no es así?

—¿Yo? Yo siempre lo estoy, siempre—. René se largó a reír con estruendo.

Se acercó a la oficina que llevaba los registros.

—Quiero ver la ficha de una paciente que estuvo hospitalizada aquí.

—¿Qué nombre?

—Beatriz Lagos, no sé el otro apellido.

—¿En qué fecha aproximadamente?

—26 de abril.

—¿De este año?

—Sí, 1913.

Vivía cerca, por San Diego. Podría ir caminando y comprarle claveles en la Pérgola.

—¿Estará bien que le lleve flores?

—Sí, le gustará —aseguró René retorciéndose el bigote.

San Diego era conocida por los estudiantes por las librerías de segunda mano, donde por algunos centavos se podría comprar y por nada hojear libros increíbles. Ricardo había acompañado muchas veces a René en sus cacerías de gangas, aunque raramente adquirían algo, por lo exiguo de sus fondos. Las primeras cuadras eran pavimentadas, pero las atravesadas eran sólo de piedra, alumbradas aún con faroles de gas y algunas sin iluminación. «Por suerte es de día», pensó intranquilo.

Ubicó la casa en un conventillo polvoriento, chicos semidesnudos jugaban a la entrada. La puerta desvencijada estaba afirmada con cordeles, la ausencia de vidrios se suplía con cartones.

—¿Qué desea el señor? —antes de golpear se asomó una mujer.

—A Srta. Beatriz, Beatriz Lagos —carraspeó con la boca seca.

—Beatriz, te buscan —gritó la mujer entrando para continuar con sus quehaceres. Escuchó un revoloteo mientras el olor a carbón de un brasero impregnaba la atmósfera. Pasó un largo momento, que le pareció eterno. Por fin apareció un niño, que Beatriz no estaba en casa, explicó.

Respiró aliviado, el ambiente lo inhibía, con paso apresurado dejó los callejones, la sangre le golpeaba las sienes. Al llegar a Las Delicias un tranvía pasó a su lado. Como sucedía siempre al mediodía, un racimo de hombres colgaba de las pisaderas. Alguien le gritó una broma que a todos hizo reír, entonces se acercó al primer tarro de basuras y botó el ramo de claveles que aún llevaba en las manos.

—No me preguntes nada —le gritó a René que lo esperaba sonriente.

—¿Era casada?

—No tengo idea, y por favor no lo vuelvas a mencionar, ha sido un desastre.

Faltaban minutos para terminar el turno cuando Blasco anunció algo excitado: —Llegó uno muy mal—. René partió a atenderlo.

Un hombre como de cincuenta, permanecía con los ojos cerrados, calzaba ojotas y el pantalón lo llevaba a media pierna. Su herramienta de trabajo, un azadón, estaba en el suelo al lado de la camilla.

Se veía grave, la piel fría, sudando, el pulso muy rápido.

Venía caminando desde Tobalaba, siempre lo hacía para ahorrarse el tranvía, cuando le vino un fuerte dolor a la boca del estómago y vomitó.

René le palpó el abdomen. «Pancreatitis», pensó, el desastre abdominal, como decía don Lucas Sierra, parodiando a sus maestros franceses. Pidió una ficha y comenzó a escribir apresurado la historia clínica, pues el turno estaba por concluir.

El hombre seguía quejándose y sacando fuerzas de alguna parte se sentó y empezó a escupir una espuma rosada.

—Se me murió en la camilla, Ricardo, jamás pensé que tuviera un infarto, cuando llegó el jefe trató de hacerle una sangría, pero ya era tarde, no sé cómo pude ser tan imbécil, desde que lo vi se me ocurrió que tenía pancreatitis, si lo sangro a tiempo quizás estaría vivo.

—Te invito un trago en la Federación.

—No, no estoy para tragos, a veces pienso que no sirvo para esto.

—No seas idiota, todos nos equivocamos, hasta tú —le dijo Ricardo, palmoteándolo.

2

R icardo permanecía tirado sobre la cama. El mes de mayo había estado muy seco, casi calmoso. Aprovechó de dejar la ventana abierta, pues el olor a encierro y la humedad eran los acompañantes infaltables del invierno. En estos años de universidad habían cambiado dos veces de pensión, pero el frío y las comidas poco abundantes eran invariables.

René se acicalaba frente al espejo con la puerta del ropero abierta, se puso y saco el sombrero de hongo varias veces.

—Oye Ricardo, ¿qué no vas a ir?

—¿Adónde?

A la estación, está todo Santiago alborotado y tú le haces el desentendido.

—No seas tonto René, a mí esas cosas no me interesan.

—Bueno, ¿y qué le interesa al señor?, este último tiempo ni las mujeres le interesan. En este asunto, o se está a favor o se está en contra, si quieres te unes a los conservadores y le vas a avivar la misa al fraile, lo que es nosotros le tenemos reservada una sorpresa al Sibila que no se la esperan ni los pacos.

Ricardo se sentó de un salto en la cama, súbitamente iracundo.

—Lo que pasa es que los imbéciles como tú, no se dan cuenta que son manejados por los masones, anarquistas, vende-patria de la Federación, dicen defender a los obreros, a los cesantes del norte y se dan la gran vida, se toman el Cordón Rouge, mientras el roto…

—Y tú, claro estudias, te preparas para ser el médico de los aristócratas, seguro que ya te sientes uno de ellos, anda, anda, quizás puedas darle un garrotazo a algún anarco. Si me tomas descuidado capaz que me lo des a mí.

Ricardo palideció.

—Los médicos, René, no damos de garrotazos, esa no es nuestra misión.

René salió golpeando la puerta.

Los alrededores de la estación bullían. Miles de jóvenes se habían dado cita en espera de la llegada del monseñor. Los conservadores más organizados, habían colmado los andenes, no dejaban acercarse a sus rivales. Se los reconocía por su vestimenta y un aire farsante y agresivo en la mirada. La policía a caballo con sus sables aún envainados aparentaba mantener un tenso orden. Se había colocado banderas, los tranvías circulaban con dificultad y ningún coche o automóvil logró traspasar la barrera humana.

René y su grupo, sólo supieron de la llegada del nuncio por los clamores de la multitud. La consigna era no acercarse demasiado. Tampoco se percató de su subida al coche con dos caballos enjaezados que lo conducirían triunfalmente por la Alameda hasta la Nunciatura frente a Arturo Prat.

—¿Qué estará pensando este cura de mierda? —se decía cuando hace tres años casi lo declaran *persona non grata*, y ahora se siente recibido como un héroe.

Entonces llegó la orden, y emprendieron la carrera para infiltrarse en los costados del carro.

Sibila sonreía, a ratos se ponía de pie para saludar por la ventanilla. Los caballos hacían el recorrido al paso y con múltiples interrupciones.

Maza y Rengifo se habían ubicado muy cerca del carro, René en el otro costado.

—¡Viva Monseñor Sibila! —gritó José Maza con su voz de barítono.

El sacerdote lo miró sonriente, se sacó entonces una vez más el sombrero negro y extendió los brazos para saludar. Era el momento; de un salto José le arrebató la teja, haciéndole una mueca obscena.

"Al Vaticano le ha llegado aviso, que Chile entero es un gran panizo, por eso manda a un embaucador, para robarnos nuestra labor". Un coro de voces entonaba el estribillo.

El nuncio se dio cuenta de la burla y el coche partió al galope dejando a la multitud en medio de las carcajadas. Pero ahí se armó la gresca, los jóvenes conservadores no fueron ajenos a la maniobra y pronto aparecieron los palos. La policía comenzó de inmediato a repartir planchazos con los sables, con moderada suavidad, pero con claro destino.

Al llegar al turno, Ricardo encontró la Asistencia alborotada, los contusos y heridos hacían cola esperando atención. Los instrumentos de sutura se hacían escasos, todos los miembros del turno se encargaban de arreglar cabezas rotas.

Don Germán y el propio don Alejandro estaban parados en la puerta. A las 6:30 justas René entró como una tromba, se detuvo un segundo para saludar. Don Germán frunció el ceño.

—¿Te encuentras bien, muchacho? —le preguntó don Alejandro, mirándolo de arriba abajo, observando su ropa que mostraba evidencias de revolcones.

—Muy bien, muy bien, profesor, es que ha sido un día agitado, ¿Ud. sabe?

—¡Gracias a Dios! —suspiró el doctor del Río sonriendo a don Germán—. Tiene buena pasta tu sobrino.

—Ya madurará —sentenció don Germán encendiendo un cigarrillo.

No hubo heridos de gravedad. Aunque las cosas fueron algo peor al día siguiente, cuando los jóvenes hicieron desfilar un burro con el sombrero arrebatado al nuncio. René no alcanzó a asistir, avisado demasiado tarde de la charada estudiantil. Pero esa tarde debió suturar heridos nuevamente durante todo el turno.

—Detrás de estos muros termina la batalla —le recordó con una sonrisa y mirada cómplice el doctor del Río, que acudía siempre a la Asistencia cuando había líos callejeros y heridos múltiples.

René no necesitaba que lo mencionaran, bajo el gorro de tela que constituía parte del uniforme de la Asistencia, un hematoma le producía ocasionales punzadas, pero mientras atendía a los heridos ni siquiera se le ocurrió preguntarles de qué lado de la barricada luchaban, ya que los mismos contrincantes se hacían bromas mutuas, sentados en el suelo esperando atención.

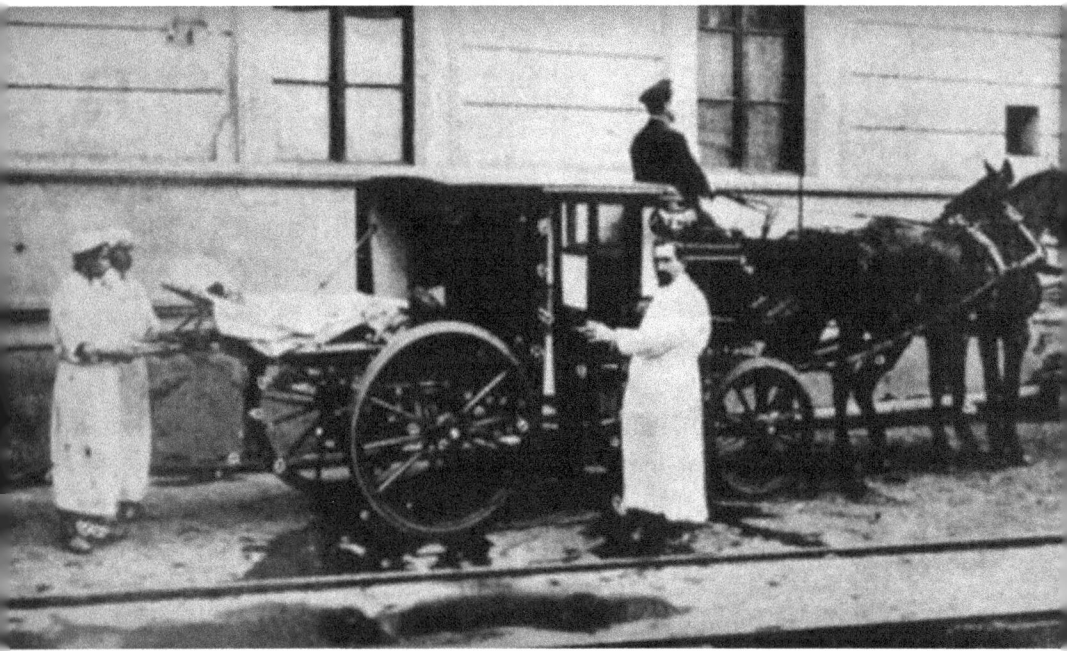

Traslado de un paciente.

3

L a Regina que René recordaba era una adolescente que arrastraba su vestido de mezclilla por el suelo, pero habían pasado tres ó cuatro años de eso. La familia de Ricardo era de Parral y nunca viajaban a la capital, sólo una vez lo habían hecho en estos años y René apenas los había visto unos minutos. Ahora Regina estaba enferma y los padres la traían a Santiago.

Habían telegrafiado a Ricardo y ambos fueron a buscarlos a la estación.

La muchacha venía pálida, había vomitado todo el camino y apenas podía caminar por el dolor en el abdomen.

En un coche la llevaron a la Asistencia. Ricardo estaba nervioso y los padres cohibidos arrastraban las maletas y un canasto de mimbre. El papá especialmente parecía incomodo con su sombrero de huaso en la mano. El doctor Eugenio Cienfuegos que era el jefe de turno en ese momento la examinó. No dijo nada sobre el diagnóstico, mandó a buscar a don Germán para verla juntos.

Debería ser operada, tenía una peritonitis, decidió el Dr. de la Fuente. Ricardo pidió su autorización para entrar al pabellón, pero él fue tajante en negársela.

—Ud. está muy nervioso —le dijo —y para nosotros será una incomodidad, ya lo verá Ud. mismo cuando le toque operar con un familiar observándolo.

René debería anestesiarla, cosa que hacían de rutina los estudiantes, que sólo muy rara vez podían ayudar en operaciones, pues casi en su totalidad eran practicadas por el jefe de turno, con el primer ayudante como asesor.

Mientras don Germán y el doctor Cienfuegos se lavaban para operar, él colocó la máscara de Ombrédanne sobre la nariz de Regina y le pidió que respirara profundamente. A veces acontecía, en este período en que el éter comenzaba a hacer su efecto, que los pacientes se excitaban, sacando una fuerza incontenible, por ese motivo se los ataba con gruesas correas de cuero a la mesa operatoria.

—¿Todo bien? —le preguntó don Germán colocando los paños esterilizados sobre el abdomen.

—Creo que sí —contestó René—, pero tenía la boca reseca y la piel sudorosa—. Sostenía con una mano la esfera metálica llena de algodón impregnado de éter, y con la punta de los dedos de la otra sobre el cuello de Regina registraba el latido del pulso. Estaba muy asustado.

Don Germán le preguntó si podía comenzar. René miró las pupilas de la muchacha y le afirmó con la cabeza. A su lado conservaba jeringas con aceite alcanforado al 20%, cafeína y adrenalina para un caso de emergencia.

—Haré una incisión media —dijo don Germán—. Tengo ciertas dudas sobre el origen apendicular.

Al abrir el abdomen un mal olor impregnó el quirófano, un pus achocolatado cubría los intestinos.

—El apéndice está sano —balbuceó don Germán bajo la máscara, como si hablara para sí mismo—, y el útero sin duda fue perforado por un raspado, pero el orificio lo ha sellado la propia naturaleza; sacarle el útero a una muchacha tan joven sería una lástima, trataremos de salvarlo, ¿a usted que le parece doctor Cienfuegos?

—Eliminar el foco sería lo adecuado, aunque de alto riesgo por la peritonitis.

—Lo sé Eugenio, pero creo que no lo resistiría. El arte de la cirugía consiste en la adecuada valoración de los riesgos; es sabido que es preferible salvar a un paciente en dos intervenciones que matarlo en una sola.

Procedió a lavar los intestinos y la cavidad, dejando varios tubos para drenar.

—Vamos a cerrar, René, ¿cómo están las cosas con la anestesia?

—El pulso débil y muy rápido —contestó el joven.

—Suspenda el éter, cerraremos como sea, no importa que forcejeé un poco, colóquele digital hay que proteger el corazón.

La chica comenzó a respirar ampliamente, mientras los cirujanos luchaban por introducir los intestinos a su lugar.

René debió aspirar la abundante salivación que habitualmente producía el éter. Regina empezó a quejarse. Todo marchaba bien.

Antes de dejar el pabellón don Germán, lo llamó a un lado con el doctor Cienfuegos. Cerró los ojos como si le costara empezar a hablar:

—Esta chica es soltera, pero mayor de edad, cualquier cosa que haya hecho, aunque no esté de acuerdo con nuestros principios morales, no nos permite erigirnos en sus jueces. Es parte del secreto profesional, su diagnóstico por lo tanto no puede divulgarse y en ello incluyo a sus familiares.

Prosiguió: —Como su cirujano yo asumo esa responsabilidad, diré a sus padres que la peritonitis tenía otro origen. Quiera Dios que su evolución sea favorable.

René permaneció largo rato en el pabellón, no quería enfrentar a Ricardo, sin embargo, no fue necesario, el doctor de la Fuente ya les había comentado los pormenores a la familia:

—Hasta ahora la chica ha resistido sin problemas la operación, pero falta lo más difícil, superar la infección. Una peritonitis es riesgosa, con frecuencia de larga evolución, con supuración de la herida y a veces se requiere una segunda o tercera intervención para eliminar acúmulos de pus que se forman entre los intestinos.

Las semanas siguientes fueron de gran tensión. Don Germán la visitaba cuatro ó cinco veces al día, René hacía otro tanto, tratando de que Ricardo no lo notara. Regina tampoco se lo mencionó a su hermano, sabía que René estaba al tanto de su pecado.

A los pocos días cedió la fiebre y los intestinos recuperaron sus habituales movimientos. Se le comenzó a alimentar.

—Enfermo que come está salvado —comentó don Germán, mostrando su alivio.

Los padres de Ricardo alojaban en el hotel Melozzi frente a la estación, un edificio de tres pisos lleno de ventanas cuadradas y uniformes, sobre la Botica Andrade. Este era el paradero obligado de los provincianos; llegaban a la estación y se iban al primer hotel a mano, temerosos de extraviarse en la ciudad que comparada con sus pueblos parecía enorme. Llevaban ya diez días pagando su alojamiento y no ocultaban su disgusto por la larga espera. Allá en Parral las cosas eran muy distintas, uno va al doctor para que lo sane y no para que lo tenga acostado en una cama sin poder decir si se salvará o no.

Ricardo perdía la compostura al oír sus quejas.

—Si no se hubiese operado habría muerto, ¿no lo entiende? —les gritó fuera de sí.

—Y si después de todo este ajetreo se nos muere igual —dijo el padre sin cambiar el tono de la voz.

La madre que había hecho una manda a la Virgen del Carmen rezaba tres llorosos rosarios al día.

—Está con hemorragia, me lo temía —masculló don Germán frunciendo el ceño y apretando la boca.

Hubo que llevarla otra vez al pabellón, René con el éter y don Germán con la cucharilla para hacerle un raspado. René observó su mano que con suma suavidad procedió a la maniobra, sabedor de la reciente perforación, con toda su sensibilidad puesta en la punta de los dedos para no romperlo nuevamente. Con el oído atento, pues el sonido de la cucharilla en las paredes del útero es lo que indica que no quedarán más restos de placenta en su interior.

La operación duró escasos minutos; el despertar fue muy rápido.

—Sabes sobrino que te estás convirtiendo en todo un doctor —le dijo sacándose las ropas quirúrgicas.

—Gracias, tío —contestó sin poder ocultar una sonrisa.

A las tres semanas se le dio el alta. La madre, que rara vez hablaba, fue algo más efusiva en su despedida con don Germán, le dio la mano e inmediatamente sacó de su cuello un escapulario de la Virgen para enseñárselo.

—Yo le tengo mucha fe, doctor.

—Yo también señora —afirmó don Germán sonriendo.

4

René daba clases a un grupo de artesanos. La escuela funcionaba en las tardes y noches. Por su turno en la Asistencia ese horario le estaba vedado y acudía a dictar sus clases los sábados. El local era en el 2° piso de una casa cercana a la escuela de medicina, rodeada de pequeños tugurios que clandestinamente vendían alcohol. Los ebrios eran lo habitual, y hombres durmiendo en las veredas en cualquier posición eran un espectáculo rutinario, muchos de ellos con señales físicas de alguna riña. Las peleas a cuchillo o el simple asalto nocturno a los transeúntes eran característicos del sector entre Independencia y Vivaceta. La Posta 2, inaugurada en enero de 1913, contigua al San Vicente y que dependía de la Asistencia Pública, debería atender este bravo sector. Como la Posta funcionaba con un médico y dos alumnos, René y Ricardo temieron ser transferidos allí, pero al parecer valieron sus derechos de antigüedad y continuaron en la Casa Central, como ahora se daba en llamar a la sede de San Francisco, que contaba por fin con la primera sucursal, de las cuatro que se habían planeado.

La escuela en cuestión era sostenida por los universitarios que gratuitamente enseñaban temas múltiples, sin ceñirse a programas bien establecidos. Sus alumnos eran de edades muy variadas, pero casi todos tenían en común realizar algún oficio manual, muchos de ellos agrupados en Mutuales, compartiendo las ideas colectivistas del anarquismo como una filosofía más utópica que de acción. Para las fiestas de la primavera que organizaba la federación de estudiantes, René y otros jóvenes trataron de convencer a sus alumnos-trabajadores que organizaran una comparsa, pero fue una empresa inútil. René pensaba que les daba vergüenza y suponiendo que sería bueno que vencieran este sentimiento, insistió. Era frecuente que familias enteras se disfrazaran y circularon sin tapujos por las calles durante los días del carnaval, la exaltación de los ánimos para la fiesta no reconocía edades en verdad, y por lo tanto, concluyó: —No existía ningún motivo válido para que ellos no se disfrazaran y concurrieran con los estudiantes a los desfiles callejeros, ya que ellos además de ser sus maestros, eran sus compañeros, en el sentido que todos no hacían más que prepararse para un mejor futuro—. El largo discurso lo pronunció con el énfasis de un político y lamentó no contar con un auditorio adecuado para ser aplaudido.

Los hombres se miraron silenciosos. Don Gregorio, un zapatero remendón que, a pesar del orgullo con que miraba su profesión, rara vez abría la boca, se puso de pie; se sacó el sombrero descubriendo una enorme cabellera crespa. Con cierta torpeza manifestó que estas fiestas no eran para ellos, que aunque fuera organizada por la federación de estudiantes, no dejaba de ser un pasatiempo de los aristócratas, bastaba ver quiénes eran las candidatas a reina, el lujo de sus desfiles en coches por la Quinta Normal o el exclusivo baile de coronación en el Club Hípico. —Los pobres —dijo —los que vivimos de nuestro trabajo, haríamos el ridículo imitando a quienes nos desprecian.

René no supo qué contestar.

La reunión con los obreros lo dejó deprimido. Desde primer año participaba activamente en las festividades. La decoración de los coches cubiertos de hojas de palma, incluso con los caballos pintados de colores; la confección de los disfraces; la creación de canciones o el formar estudiantinas que recorrían las calles haciendo sonar sus bandurrias y mandolinos habían sido su preocupación y alegría desde que entró a la escuela. En San Felipe donde hizo las humanidades, también se celebraba las fiestas primaverales; igualmente se elegía una reina y los distintos liceos y colegios de curas competían en el corso, pero eran en realidad un pobre remedo de la apoteosis que transformaba a Santiago por algunos días.

Ahora había adquirido compromisos, el quinto turno en la Asistencia incluía los domingos y festivos, la diaria visita al San Vicente, San Borja o San Juan de Dios, ya que sus profesores tenían salas en todos los hospitales de Santiago. Además de las clases, no podía descuidar su tesis que, a estas alturas de la carrera, ya debería estar más avanzada.

De la misma manera, como hacía con la tesis, su decisión en cuanto al disfraz la fue difiriendo, y llegado el momento sin darse ni cuenta no participó.

—Nos estamos poniendo viejos —le dijo a Ricardo, mientras viajaban en un tranvía que debió detenerse, flanqueando por una multitud de estudiantes que vociferaban sus cánticos.

—¿Y qué quieres?, en un par de años seremos médicos—. Sin embargo, a René este motivo no lo alegró, no podía dejar de recordar a don Gregorio el zapatero, que tímidamente le había mostrado su especial visión de la realidad. En San Felipe su madre debía hacer costuras para ayudar al presupuesto familiar. Pero allá en su pueblo era distinto, no había verdaderos ricos, sólo tres o cuatro vejetes que ya no podían salir de sus casas eran considerados acaudalados; incluso se dudaba que la supuesta opulencia no fuera un mito, pues no lucían su riqueza. En verdad que los dueños de la tierra vivían en la capital, cuando no estaban en Europa. Las gigantescas casas construidas en las calles del Dieciocho o del Ejército eran una prueba viviente de ello. René en sus primeros años en Santiago no podía dejar de admirarlas, preguntándose cuanta gente cabría en tales residencias; tratando de avistar alguna presencia humana a través de las rejas, pero a lo más lograba divisar a una mucama con su uniforme impecable. Sólo para estas fiestas se abrían los portones, y encaramados en sus carrozas o frágiles automóviles, sus moradores se dejaban ver y admirar por los de afuera, que disfrazados y embebidos del jolgorio se sentían sus iguales por unos días.

Una tarde de carnaval se apostaron con Ricardo en la vereda de la Alameda para ver pasar el corso. Los primeros carros conducían a las candidatas a reina; algunas eran acompañadas de sus padres luciendo sus levitas y zapatos de charol, más atrás venían distintas comparsas de estudiantes y jóvenes. En uno de esos carros, con un traje blanco y sombrilla del mismo color venía Beatriz. En realidad, era la más atrayente. La muchacha los reconoció y levantó radiante su mano para saludarlos y algo les gritó que no pudieron entender por el bullicio. René notó que a Ricardo la situación le incomodaba y poco después, argumentando que tenía que hacer, volvió a la pensión.

Los carros continuaban su desfile hasta Vicuña Mackenna y desde allí se devolvían, pero el regreso era desordenado y muchas comparsas se desarmaron. Beatriz venía caminando por la vereda, la sombrilla la traía cerrada y el vestido se había rasgado en los bordes, seguramente por algún tirón, ya que las calles estaban atestadas de gente. Sonrió mostrándole que la rotura le impedía caminar.

—Ricardo debió regresar al hospital —se apresuró en excusarlo René, a pesar que ella no lo había mencionado.

Entraron a tomar té al Ramisclar. Adentro había muchos disfrazados, de manera que Beatriz no llamaba la atención.

Al comienzo la conversación fue intrascendente, referida en especial a las fiestas primaverales o a la salud de Beatriz que había dejado el tratamiento por completo. En una servilleta René le dibujó un corazón con sus venas y arterias, le explicó donde radicaba su mal y el riesgo que tenía el no controlarse. Por un momento ella pareció interesarse, pero bruscamente tomó el papel y lo arrugó.

—Eso ya no me importa, ustedes entienden muy poco a los enfermos, sólo saben recetar papelillos y jarabes, no comprenden lo que una siente, ¿qué saben los doctores si una tiene dinero para comprar los remedios o para pagar el carro para ir al hospital?, no, los señores viven rodeados de sus libros y todavía se sienten felices si una tiene una enfermedad rara. Se detuvo para tomar aliento. René la miraba asombrado.

—Ricardo te habrá contado —sorbía con fuerzas por la nariz, René le alcanzó su pañuelo—. Vivimos en una sola pieza —la voz se le interrumpió, miró las otras mesas avergonzada, pero no pudo contener un sollozo.

René la dejó hacer, esperando pacientemente que se calmara.

—¿Prefieres que nos vamos, o quieres otra taza de chocolate?

—Pero si ustedes tienen turno en la Asistencia —dijo secándose el rostro y tratando de sonreír.

—No, es nuestra tarde libre, hicimos turno anoche.

Ya estaba oscuro cuando dejaron la confitería, todavía circulaban coches y automóviles con algunos disfrazados. René ofreció llevarla en una victoria dado el problema del vestido roto.

—No, no gastes tu dinero en una como yo —levantó el ruedo del vestido y le arrancó el borde rasgado—. Tampoco me serviría para el baile del Club Hípico ¿no crees?

—No me interesa el baile del Club Hípico —dijo René que deseaba encontrar el momento para decirle que estaba equivocada. Acababan de atravesar la Alameda, entonces la tomó de un brazo, deteniéndola.

—Eres una tonta, una verdadera tonta —se le atoraban las palabras en la garganta—. Ricardo nunca me comentó nada de ti.

—¿Y tampoco que lo fui a buscar dos veces a la Asistencia, hasta que me di cuenta que no quería verme?

—No, tampoco —René se sintió derrotado en sus argumentos—. Lo que pasa Beatriz, es que todos somos unos buenos tontos, yo no me excluyo, un zapatero al que yo hago clases, bueno, es muy largo de contar, no sé cómo decírtelo, él es pobre, como tú y yo, que tampoco soy rico, pero él es más hábil que nosotros, me decía el otro día no más, que nosotros imitábamos a los aristócratas, como él les llama, y nos disfrazábamos de ricos y hasta nos olvidábamos lo que somos…

—¡No entiendes nada! —lo interrumpió Beatriz —porque aunque no seas rico, no sabes lo que es la pobreza, no sabes lo que tiene que hacer una para surgir, yo no pienso ser lavandera como mi mamá, ni menos empleada doméstica que es lo único que me ofrecen. Desde hace meses que intento trabajar como cobradora de tranvías, no será mucho para ustedes, pero para mí sí, es lo que deseo, ¿y sabes lo que tengo que hacer para conseguir el trabajo? Acostarme con el fulano que contrata. No tuvo ni un empacho en decírmelo.

Entraron por un callejón de puertas alineadas a ambos lados, los braseros chisporroteaban. A la luz de las velas, siluetas oscuras se movían en el interior de las piezas, un olor a orines y a gatos impregnaba el aire. Al despedirse Beatriz le advirtió que tuviera cuidado. René sonrió, lo sabía perfectamente. En la Asistencia eran frecuentes los asaltados en ese barrio.

Las afirmaciones de la muchacha, culpándolos de indiferencia, le producían rabia. Por un lado, le parecía injusto. Es posible, muy posible que algún médico, alguna vez, o muchas veces lo haya sido, porque al fin y al cabo todos somos humanos, nos agotamos y caemos en la rutina, pero le parecía más lógico que se mirara su acción como un todo, como la de un cuerpo. En los hospitales de la Beneficencia los médicos trabajan gratuitamente por años; al retirarse muchos de ellos incluyendo varios de sus profesores, pasaban sus últimos días afligidos por problemas económicos. Es cierto que generalmente eran propietarios de un *cabriolet*, un pequeño coche negro y cerrado para dos personas, con un solo caballo de tiro, se había hecho tan característico que al ver uno se podía apostar que lo conducía un doctor visitando un paciente, pero no se podía confundir esto con la opulencia. Sin ir más lejos, al propio don Alejandro del Río, cualquiera al verlo codeándose con lo más granado de la sociedad, vistiendo de levita y tarro de pelo en las ceremonias, pensarla que era como uno de ellos y aún que servía sus intereses, pero se equivocaría; gracias a él y a muchos con su sensibilidad y tesón, se formó la Asistencia Pública, porque y en eso hay que ser muy claro... René vaciló, venía hablando en voz alta y se largó a reír; pero en todo caso debería haberle dicho a Beatriz, que la idea de crear un hospital no nació de los ricos ni de los políticos, sino a su pesar, pues como ellos manejaban la Beneficencia, lo único que hicieron por diez años fue poner tropiezos a los planes de los médicos para crear un servicio de socorro. Eso le había dicho, pero quizás no lo habría entendido, su problema no era con los médicos en general, sino con uno sólo y a ese no podía defenderlo, no tenía cómo.

5

El examen final para recibir el título de médico, lo tomaba una comisión de cinco profesores en la casa central de la universidad. En una extensa mesa de caoba, el postulante enfrentaba a los examinadores—, acompañado apenas de tu alma —bromeó nerviosamente René, que por orden alfabético sería el primero en pasar a examinarse. También fue el primero del curso en recibirse, al abrirse la pesada puerta de la sala, apareció sonriente, los demás partieron a abrazarlo. Ricardo Flores rindió la prueba en la tarde, su examen mereció elogios y recibió la más alta calificación de la promoción.

Don Germán había concurrido a felicitarlos; también la madre de René estaba presente, con su cabello ceniciento y rizado bajo un enorme sombrero ornado de flores artificiales. Su largo vestido café recordaba a René la promesa hecha a la Virgen de no vestirse de otro color hasta que su hijo fuera médico. El padre no había podido asistir, debió quedarse en San Felipe obligado por su trabajo en el telégrafo, pero le había enviado una carta, breve como en su profesión se estilaba, sin embargo, a René se le humedecieron los ojos al abrazar a su madre y leer la tosca esquela que le traía.

En la Asistencia, Blasco ceremoniosamente se acercó a saludarlos, las cruces que adornaban el cuello alto de su uniforme parecían recién lustradas. Les dio un fuerte apretón de manos y les sonrió por un largo rato. Para su manera de ser equivalía a un abrazo.

A René el hecho de obtener su título de médico no le cambió la vida en realidad. Pasó en la nómina de 3.°s Ayudantes, de la Asistencia Pública, a ser el Dr. Alvarez en vez del señor Alvarez. Tenía la posibilidad de volver a San Felipe como médico general o tratar de incursionar en la cirugía. El hecho de tener un cargo en la Asistencia Pública, sin embargo, era demasiado tentador. A Ricardo Flores le ocurrió algo similar, aunque él jamás pensó en volver a su pueblo natal.

Había pasado un mes de su examen, cuando una tarde Ricardo fue llamado al pabellón por el jefe de turno. Sobre la mesa un hombre de menos de veinte años.

—Este muchacho —dijo el jefe a Ricardo —presenta una apendicitis aguda, es delgado y será una intervención sencilla, Ud. será el cirujano, yo mismo le ayudaré, por favor examínelo doctor Flores y después nos lavamos.

Mientras colocaba los paños estériles cubriendo el cuerpo del paciente, Ricardo repasaba los pasos de la apendicetomía. En verdad no era difícil: la piel, la aponeurosis, separar el músculo, el peritoneo levantado con dos pinzas y estaba dentro del abdomen.

—No, toma el bisturí de más atrás, así no ves lo que cortas —empezó a dirigirlo el jefe antes de comenzar.

Y así fue toda la intervención, que no tires tanto, que el apéndice se desgarra, que no cruces los hilos al anudar, que no aprietes demasiado, que el borde se necrosa.

Al terminar tenía la frente sudorosa, el jefe se bajó la mascarilla, sonreía, Ricardo sentía el pecho hinchado de felicidad.

—Lo hiciste muy bien, muy bien.

Para cumplir con la tradición Ricardo debió pagar el piso. Esto significaba que cada vez que un médico realizaba su primera intervención debía festejar a sus compañeros. Lo habitual era llevar algo de comer en el turno de la noche. Pasada las doce, a veces más tarde según la cantidad de trabajo, se juntaban los médicos a tomar una taza de té con un sándwich, a ello se le llamaba el "tóxico" y ya en 1915 era una tradición a pesar de llevar la Asistencia tan sólo cuatro años de funcionamiento. Se cuenta que un médico con ideas naturistas, que no bebía ni té ni café, reprochaba a sus colegas el tomar esas infusiones que intoxicaban, y que de ahí deriva ese curioso apelativo. El médico que estaba como jefe del turno ocupaba la cabecera de la mesa y nadie se servía el tóxico sin estar él presente.

Ricardo "enriqueció" el tóxico con un arrollado de huaso comprado en el flamante matadero recién inaugurado al final de Arturo Prat.

René descendió del carro que lo traía del San Vicente, donde trabajaba gratuitamente en cirugía. Lo hizo para pasear por el Parque Forestal. Y así conoció a Laura, con el cabello corto apenas cubriéndole las orejas; unos inmensos ojos de largas pestañas y una vitalidad contagiosa; el vestido sin ningún adorno, pero varios anillos de perlas y brillantes que no dejaban dudas sobre su posición social. Laura lo hacía todo con mucha rapidez; antes de diez minutos ya había contado a René toda su vida «o casi toda», pensó el muchacho, «después de todo, cuando se es como ella, en pocos años deben ocurrir muchas cosas».

Porque Laura era muy joven o lo parecía, de hecho, usaba las faldas a una cuarta sobre los tobillos, como sólo las adolescentes se atrevían. Tenía dos hijos pequeños y un marido mayor que siempre estaba trabajando.

—Siempre está ocupado con sus negocios, las minas, el salitre —le dijo Laura con vehemencia, aprisionándole los dedos entre sus manos enguantadas. René percibió el mensaje. Apenas unos centímetros los separaban. Sin pensarlo bajó la cabeza y besó sus manos que aún retenían la suya. Fue algo muy breve. Cuando volvieron a mirarse algo había cambiado en su rostro.

Se siguieron viendo con frecuencia, Laura era escritora y le leyó los apuntes que tenía para una nueva novela. Pertenecía al Club de Señoras que tenía su sede en Merced. Allí sesionaban a diario un grupo de mujeres con inquietudes artísticas, especialmente literarias. Dos o tres veces a la semana funcionaba como biógrafo, proyectándose películas que a su término eran comentadas. En otras oportunidades las socias hacían teatro o leían sus propias obras.

Muchas veces los diarios habían publicado artículos atacando a este círculo feminista, con los conocidos argumentos de que "tan hermoso ramillete de deidades haría mejor en recordar sus deberes de madres y esposas y dejar el azaroso cultivo de las artes a los varones, porque es de todos conocido que el Creador les designó papeles diferentes en la sociedad". Ante tales argumentos Laura montaba en cólera, no así sus otras compañeras. Delia, la presidenta le pedía paciencia, que ya se acostumbrarían los hombres a su presencia en las artes. Por lo demás, aunque fuera con una sonrisita mal disimulada, los periodistas concurrían a sus conferencias de prensa y no había diario de Santiago que no hubiese publicado fotografías de las socias o artículos referido a sus actividades.

Dentro del club, Laura era mimada por sus compañeras: —Es tan hermosa, desenvuelta, tan hermosa… y no es feliz —había comentado una de ellas. Para ese entonces Laura vivía separada de su esposo; su matrimonio había sido muy breve.

Con alguna vergüenza, René le mostró algunos poemas que mantenía ocultos.

—Son bellos —comentó la muchacha con una sonrisa que a René le pareció compasiva —pero tú lo eres más. En realidad, estos poemas reflejan escasamente lo que me parece adivinar de tu persona.

René sintió la estocada. Era una manera muy dulce de decirle que no eran buenos. De inmediato se dio cuenta que no podía competir con los múltiples amigos artistas de Laura. Ella reconoció el gesto de tristeza sus ojos. Tenía un don muy especial de intuir sus sentimientos.

—Oye, tú eres médico ¿no? Creo que no hay profesión más bella. Cuéntame de tu trabajo. Allí en la Asistencia debes ver cosas tremendas.

Estaba acostumbrado a esos comentarios. Todo el mundo pensaba que en la Asistencia ocurrían sólo hechos escalofriantes. Seguro que impulsados por ese genio morboso que llevamos dentro, la gente siempre pregunta detalles sangrientos, dejando en claro, eso sí, que ellos no serían capaces de resistirlo.

René sonrió. Las cosas eran distintas en realidad, pero cuando contaba que la mayoría de las consultas eran por enfermedades banales, el interlocutor siempre le reprochaba que los médicos habían perdido sus sentimientos, que eran fríos y no captaban el dolor ajeno.

Pero ella no lo dejó hablar, le tomó las manos y como una quiromántica empezó a examinarlas: —Parece increíble que con estas manos que me acaricias, le cortes las tripas a la gente—. Entonces apoyó la mejilla en la tibia palma de René.

Paseaban por el cerro Santa Lucía. Las parejas de enamorados caminaban mirándose a los ojos. Sólo los muy audaces cuando se oscurecía se atrevían a tomarse del brazo o acariciarse.

Se detuvieron en una de las múltiples escaleras. René la rodeó con fuerza y al besarla el sombrero de enormes alas de Laura cayó rodando, pero eso no la preocupó y respondió con igual pasión. Al separarse, el rostro enrojecido de René mostraba una extraña angustia.

—¿Qué pasa, qué pasa? —le susurró Laura adivinando su aflicción.

—Me horroriza pensar en perderte.

Esa noche mientras hacía turno, a solas en la pieza de descanso de los médicos, esperando que se presentara algún paciente, que a esas horas eran escasos, tomó una hoja y comenzó a escribir.

Tenía tendencia a los versos rimados, a decir con claridad lo que deseaba, aunque con alguna vergüenza pretendía ocultar los sentimientos, que dichos con demasiada desnudez suenan a falsedad y lugar común. Laura le había mostrado algunas técnicas, le leía a Huidobro y a Gabriela Mistral. René entendía perfectamente lo que ella deseaba enseñarle, pero era imposible escribir como ellos, admiraba su capacidad de juntar dos o tres palabras tan disímiles y hacer nacer una idea nueva. A veces a él se le ocurría una, pero los otros las creaban por miles, como si al abrir la boca, al respirar se acoplaran espontáneamente y nacieran con la naturalidad que un repollo surge de la tierra.

Laura escribía algunas poesías, pero eran de muy difícil lectura. Normalmente trabajaba la prosa, pero sus textos eran muy especiales, de gran belleza, de interpretación vaga, una especie de ensoñación donde el sufrimiento y la muerte rondaban sin tregua línea a línea.

—Los doctores dicen que sufro de histeria, otros de hipersensibilidad, yo no me intereso en sus diagnósticos, sólo sé que nadie ha sido capaz de quitarme el hastío que me causa vivir. Por eso no deseo que me veas nunca como paciente, nunca te diré la cantidad de Veronal que debo tomar cada noche para poder dormir. Sólo quiero que me ames, mientras seamos capaces de amarnos…

En esa pieza había un escritorio, y un gran libro donde el jefe de turno anotaba el nombre y diagnóstico de todos los pacientes atendidos por su equipo. En un extremo estaba el tintero, varias plumas y el secante. Estaba por amanecer y sólo René permanecía de pie, sus otros colegas dormían recostados en sillones en otra sala. Sacó una hoja, mojó la pluma en la tinta y durante un largo rato hurgó en el mar de sus pensamientos «pequeña gota de luz, una sola vez» escribió intentando su letra más perfecta. Después durante minutos quiso describir su risa impredecible, las llamaradas de sus ojos, la suavidad blanca que adivinaba en su vientre y la locura felina de sus besos que lo hacían sangrar. Entonces ensayando una "L" que ocupaba casi toda la página sólo escribió: Laura. Y después llenó con su nombre todos los espacios de la hoja. —Traen un borrachito —le anunciaron golpeándole la puerta. —Voy —gritó, arrugando el papel «gota de luz, imposible, imposible de aprender, menos de olvidar, pero más difícil de describir…».

Tomaron un coche cerrado: —A Avenida Matta, frente al Pepe Vila —le susurró Laura al oído, para que él se lo transmitiera al cochero. Llevaba un vestido negro de encaje y un sombrero de enorme ala. Parecía una niña disfrazada de mamá, la risa se le escapaba a cada momento. René despidió al cochero simulando que se dirigían al teatro. Media cuadra más allá, se detuvieron frente a una casa igual a todas las del barrio, en la ventana había un dibujo tras el vidrio que mostraba una dama con un vestido muy vaporoso y sombrilla, sobre él con letra manuscrita la palabra –modas-. Laura le sonrió con picardía: —Una modista ¿ves?

Sin mayores preámbulos los pasaron a un dormitorio al fondo de la casa. Afuera, en un patio interior, un perro amarrado con una cadena no dejó nunca de ladrar.

Ricardo jamás podría entenderlo, tenía una manera tan simple de tomar la vida, él no se complicaba. —Habiendo tantas mujeres solteras para qué meterse con casadas —le habría dicho de inmediato y cualquier otro argumento le habría resultado incomprensible —es una manera de sentir las cosas, yo creo que se nace así —le había comentado una vez don Gregorio y aunque se lo dijo por otros motivos a René le pareció que por ahí estaba la clave. Con Ricardo habían compartido los años de estudiantes, actualmente el trabajo en la Asistencia, pero de la intimidad, poco se habían confidenciado. Es cierto que la carga de estudios en la escuela dejaba poco tiempo, especialmente a Ricardo que poseía una disciplina de trabajo formidable y una memoria a toda prueba. Era capaz de recitar cientos de fórmulas para recetas magistrales, con el nombre latino de los medicamentos.

Sin embargo, René sentía una necesidad casi física de comunicarse con alguien. Sabía que no sólo era la falta de confidente su único problema. Lo había pensado, en realidad no sabría expresar que le ocurría. A cada instante sentía a Laura adherida a la piel, recordándola abrazada fuertemente a él con desesperación y después sus quejidos sofocados por su boca. No había ningún detalle que no pudiera revivir, pero lógicamente no era eso lo que quería contar, jamás podría hacerlo tampoco, era la sensación, eran los deseos de salir gritando por las calles, de abrazar y besar a medio mundo y de reír y reír, o de llorar de la risa. —¿Ganó en las carreras? —le había dicho sonriendo la enfermera. «Se me nota, se me nota», pensó, recordando a Laura, «deberías verme, deberías estar aquí, porque en la Asistencia vivo gran parte de mis días. Verías que también es hermoso y hasta creativo, tú que siempre me hablas de lo creativo, tampoco sabría explicarlo, pero cuando soy capaz de acertar que en el cerebro de un pobre hombre hay un coágulo que puede matarlo y que yo sé dónde está porque le miro las pupilas y le busco con un martillo los reflejos, entonces estos signos me hablan, como a ti te hablan las palabras y tú las juntas y juegas con ellas para armar tus rimas y yo los junto y aunque aparentemente repito un diagnóstico conocido y sin nada creativo, yo sí sé que cada hombre es diferente, entonces estoy creando algo absolutamente nuevo, una hipótesis que cuando es comprobada tiene el mismo mérito que la buena crítica que pueden alcanzar tus obras».

—Doctor Alvarez, tiene una llamada telefónica —el propio jefe de turno le había transmitido el recado con un gesto de preocupación. En realidad, era tan infrecuente recibir una llamada en las horas de trabajo que cualquiera suponía una desgracia.

Era Laura, René enrojeció al escucharla. Fue imposible hacerle entender que no podía abandonar el turno de noche. La sintió llorar al otro lado de la línea.

—¿Alguna mala noticia?

—Sí —contestó con un hilo de voz, volviendo a la sala de examen.

Fue imposible volver a ubicarla.

Días después se comentaba en los diarios y revistas con caracteres de escándalo que Laura había huido a Buenos Aires con un joven poeta. A él se lo disculpaba porque sus obras evidentemente tenían el sello de genio, además de ser varón y soltero. Pero con Laura la prensa fue durísima, los artículos no necesariamente la mencionaban por su nombre, a veces se limitaban a referirse al desgraciado caso de la mujer que abandona su hogar y sus hijos o la mala influencia sobre la sociedad que las pretensiones artísticas pueden acarrear cuando se apropian del débil cerebro femenino.

René llegó ebrio a la pensión. Ricardo hacía turno esa noche. Otro pensionista le ayudó a subir al 3.º piso por una interminable escalera, pero no tuvo interés en escucharlo, después de todo eran más de las tres y al día siguiente debía ir a clases.

—Porque ustedes tuvieron la suerte de no tener clases con el profesor Noé, que ése sí que es estricto

—le comentó el joven estudiante de primer año, ayudándole a sacarse la capa.

6

Don Germán de la Fuente falleció el 13 de diciembre de 1917. Como residente del San Juan de Dios vivía en el mismo hospital. Cruzaba la calle y estaba en la Asistencia. La muerte ya había visitado la Casa Central. Meses antes había muerto el doctor Ruperto Vergara, el subadministrador, el hombre que con frecuencia remplazaba a don Alejandro, siempre ocupado en mil campañas y viajes, creando escuelas para enfermeras y consultorios.

Ocurrió de noche, en su habitación, cuando apenas tenía 48 años. —¿Quién será el tercero? —se preguntaban algunos haciéndose parte de la creencia popular que la muerte los lleva de a tres. —Estaba enfermo desde hace años —aseguraron —pero no lo dejaba traslucir, siempre pareció tan vital—. No muy alto pero robusto, cabello corto y grueso, cejas arqueadas y tupidas, bigote retorcido y barbita en punta. Hasta el fin había algo en su mirada que inspiraba respetuoso temor.

La noticia llegó en la mañana, por unos instantes todos se quedaron atónitos. Aquellos hombres acostumbrados a trabajar con la muerte día a día, no la habían sentido pasar aquella noche, tan cerca, por la vereda del frente, en su carro silencioso, sin darles oportunidad a enfrentarla.

La bandera con la cruz de la Asistencia fue colocada a media asta sobre el portón de piedra en la casa de San Francisco. René cosió una cinta de tela negra sobre la manga izquierda de su chaqueta, no ignoraba la enfermedad de su tío, él mismo le había confesado su mal, pero debió prometer no divulgarlo. Todos sus libros e instrumentos de cirugía se los dejó.

—Me gustaría ser enterrado en San Felipe, siempre que no sea muy engorroso —le había pedido con escasa voz.

René le tomó las manos y la emoción no lo dejó hablar.

Las exequias fueron de gran protocolo. La carroza fúnebre partió de San Francisco después de ser velado en la capilla del San Juan. En el primer carro don Alejandro y el administrador del hospital. René, que debió cambiar su turno para asistir, viajaba con su madre en el coche de atrás. Don Germán, soltero empedernido como don Alejandro, no tenía otros familiares en Santiago.

Antes de darse la partida, las bocinas de los autos ambulancias tocaron al unísono sus cláxones. Las enfermeras con sus turbantes blancos y los prácticos de gorra y capa azules formaron un abanico humano rodeando el carro fúnebre. Las miradas bajas, los ojos enrojecidos.

Mucha gente había muerto desde su inauguración el 7 de agosto de 1911 aquí en la Asistencia. Tantas veces en estos años sus funcionarios habían visto llorar a los deudos, algunos habían incluso perdido familiares, pero ahora la muerte se había metido a la institución misma y bajo la impotente mirada de todos se había llevado al médico jefe, era un golpe bajo de la intrusa, seguro que resentida con estos hombres que no le daban tregua, que se turnaban día y noche para cerrarle la puerta.

—Pero no nos abandonará —les dijo don Alejandro —pues su espíritu se quedó, se quedó aquí con nosotros. Entre estas paredes, en este patio de ambulancias, en nuestro pequeño laboratorio o en el quirófano su espíritu de servicio y de amor a esta institución permanecerá rondando y haciéndose carne en cada uno de los hombres y mujeres que aquí trabajan o que lo hagan en el futuro, él lo llamaba el espíritu de la Asistencia, "El Espíritu A.P.".

Se dio la orden de partir, los carros se pusieron en movimiento sobre el empedrado, unos minutos después la larga procesión de coches se perdió doblando por la Alameda. El personal, que uniformado lo despidiera en la vereda volvió al interior. Con los ojos turbios Blasco tomaba los datos de un muchacho mordido de perro. Ricardo atendía a una joven que no quería confesarle su embarazo.

—¿Pero no se lo contará a nadie? —dijo por fin. Ricardo sonrió: —Eso es un secreto —murmuró —un secreto profesional.

7

La Alameda de Las Delicias frente al palacio de La Moneda estaba llena de gente. Había casi exclusivamente hombres. Desde un edificio se habrían divisado dos cuadras de sombreros blancos de paja, como un sembradío de girasoles al viento. Ocupaban las calzadas y el parque central. René no pudo dejar de recordar la contramanifestación que le hicieron años antes al nuncio Sibila. Entonces también ocuparon la Alameda, aunque ahora había aún más gente.

Lo acompañaba Juan Gandulfo, un estudiante de medicina que asistía a su turno como ayudante *ad honorem*. Juan era un muchacho más bien bajo, de cabello cortísimo lo cual lo hacía parecer orejón, tenía una mirada insistente, con un algo que inquietaba a

René, pero que no sabía definir. Él y su hermano eran dirigentes de la Federación de Estudiantes. Juan era especialmente hábil, con el hablar pausado que contrastaba con su edad y aspecto físico. Era un difícil contrincante en cualquier discusión, dejando en claro que tenía ideas muy definidas.

A la hora del discurso principal, don Arturo Alessandri de pie sobre un escenario, pronunciaba su alocución. René y Juan instalados a bastante distancia sólo observaban sus gestos, su voz no llegaba a ellos, pero la multitud se encargaba de repetir sus palabras. Una suerte de excitación recorría a la multitud y hacía que los hombres se sintieran hermanados. Los gritos, los aplausos y los cantos se alzaban como una sola voz. El León sonreía en el estrado y los hombres que lo escuchaban rugían más abajo enarbolando banderas y distintivos.

Al término de la ceremonia el candidato subió a un coche abierto, pero los caballos fueron desenganchados y los hombres, asumiendo el papel de los animales, se fueron tirando el carro, acompañándolo hasta su propia casa. Después durante horas se cantó el "Cielito lindo" bajo su ventana.

—Para nosotros, Alessandri o Borgoño es la misma cosa —sentenció Juan con lentitud, preparándose para una de sus profundas reflexiones.

—No seas aguafiestas —le palmoteo René, recordando que debía visitar un enfermo.

—En todo caso no permitiremos que nos roben la elección, el Tribunal de Honor tendrá que ratificar a Alessandri pensaba mientras esperaba el tranvía.

El primer carro iba completo, los hombres colgaban de las pisaderas e incluso se agarraban de las ventanas, gritaban por Alessandri. Con su maletín negro René fue incapaz de abordarlo. Debió esperar el paso de varios tranvías antes de conseguir subir a uno.

Las cobradoras de los tranvías usaban un uniforme muy *sui generis*, con un sombrero de charol atado al cuello y colgando sobre los hombros. Era habitual que los hombres las piropearan en voz alta, lo cual era parte de la azarosa travesía, especialmente a las horas de congestión en las cuales se repletaban sin límites. Ellas acostumbradas a sus chanzas no les respondían.

Con dificultad logró encaramarse al carro, sintiendo que con el maletín iba golpeando al resto, tratando de avanzar.

La cobradora era Beatriz, se la veía agotada, las mejillas enrojecidas. René, que no la veía desde hacía cinco años, la encontró más delgada. Se acercó con alegría a saludarla mientras le pasaba un centavo que era el importe del pasaje. Ella lo miró sin reconocerlo.

—Soy René, de la Asistencia Pública —le gritó para hacerse escuchar en medio de los gritos que aún aclamaban a Alessandri—. ¿Te acuerdas cuando estuviste hospitalizada?

—Sí, sí recuerdo —le dijo sin cambiar de expresión —pero por favor avance que no puedo trabajar...

Bajó en Matucana donde debía realizar una visita. Con el maletín se golpeaba el muslo en cada paso. Los recientes gritos de la multitud le parecieron algo muy lejano. —Para nosotros Alessandri o Borgoño son la misma cosa —le había dicho Juan. Levantó la aldaba que era una pequeña mano metálica y dio dos violentos golpes que retumbaron por el pasadizo de baldosas. Se abrió la mampara de vidrio.

—Por fin doctor, la Inesita está que se vuela de fiebre.

Una semana más tarde René despertó con una fuerte crisis de calofríos. En su maleta tenia aspirinas y cuando se levantó para tomar una se desmayó.

Don Claudio Salas que era el médico domiciliario de la Asistencia lo hospitalizó en el San Juan. Lo debieron aislar, pues todos los síntomas hacían pensar en un tifus exantemático, que por esos días presentaba un nuevo repunte después de la última gran epidemia de 1917.

Se lo mantenía con una dieta a base de líquidos e inyecciones de alcohol alcanforado, pero la fiebre no cedía, mientras el paciente a ojos vista enflaquecía. Don Alejandro lo visitaba a diario, igual que casi todos sus compañeros de turno.

—Anoche los conservadores, tratándonos de traidores por no aceptar la conscripción militar a que llamó don Ladislao Errázuriz para escamotearle la elección a Alessandri, asaltaron la Federación de estudiantes, se robaron casi todo y el resto lo rompieron, hasta el piano fue tirado por la ventana —le comentó Juan—. Yo estaba de turno en la Asistencia en ese momento.

—Déjalo descansar —lo interrumpió Ricardo —no es el momento para hablar de política—. Estos tipos nunca entenderán.

Juan se retiró y ya no volvió a visitar a René, pues al día siguiente fue detenido con los otros dirigentes de la Federación.

René no entendía bien la situación, la fiebre lo hacía delirar y las visitas que se sucedían lo confundían:

—A Gómez Rojas lo mataron en el manicomio...

Cerró los ojos, vagamente podía recordar al joven poeta que fuera su amigo en la Federación.

Ricardo atajó a don Alejandro antes que entrara a la pieza de René.

—Se nos muere, profesor, René se nos muere...

Los ojos de don Alejandro se enrojecieron. Ese hombre que para sus ayudantes había demostrado ser capaz de tener éxito en todo lo que emprendía, sólo atinó a tomarle ambas manos. Ricardo no pudo contenerse y lo abrazó sollozando.

—Estamos muy lejos de ser dioses —lo consoló don Alejandro.

Por la calle San Francisco pasó gritando la multitud aclamando el triunfo de Alessandri que había sido por fin proclamado vencedor. Ricardo con la mascarilla puesta como obligaban las medidas de aislamiento, sorbía por la nariz sin poder contener el llanto.

René no fue el primer mártir, en 1917 para la epidemia, habían fallecido del tifus exantemático: Maximiliano Guzmán, Enrique Salinas y Manuel Rodríguez.

Capítulo II

(1928 - 1931)

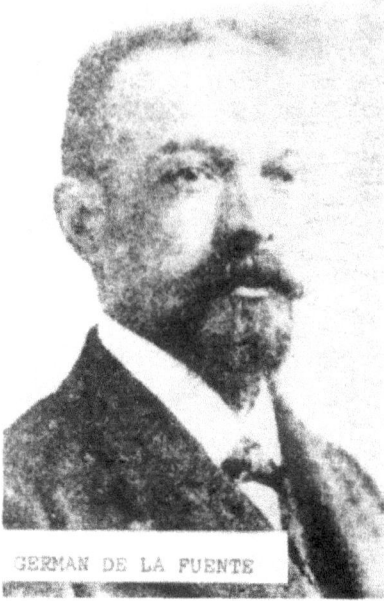
Germán De la Fuente

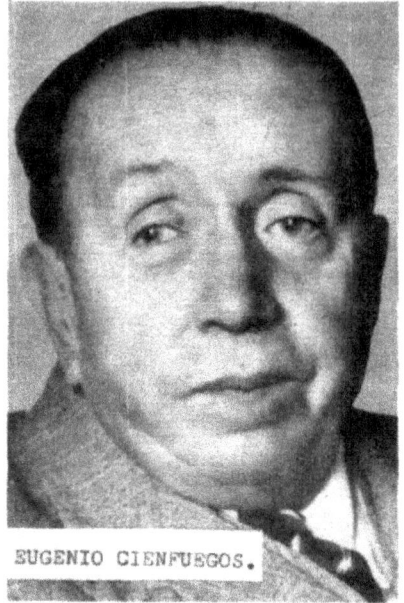
Eugenio Cienfuegos

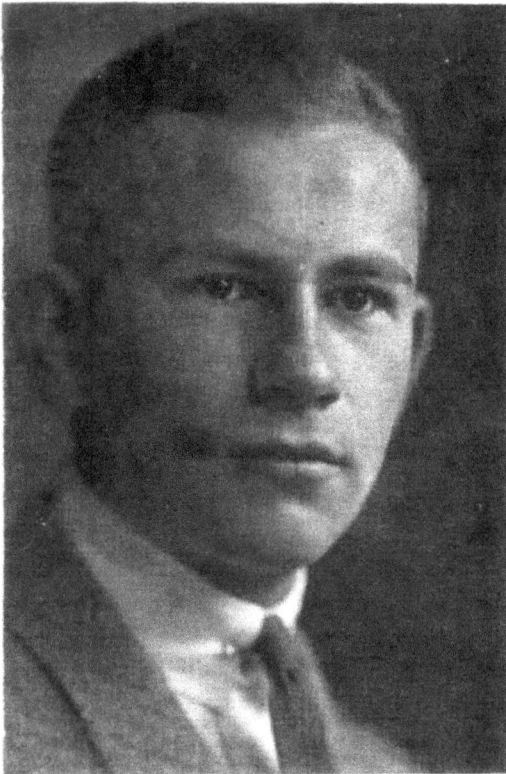
Ricardo Flores

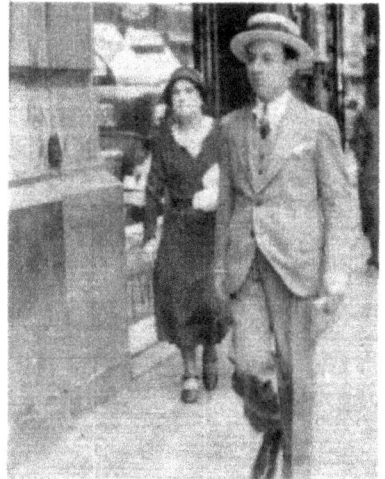
René Alvarez

1

En 1928 la Asistencia Pública cumplió 17 años. Miles de enfermos se habían atendido en sus dependencias desde 1911. La primitiva Casa Central había sido comprada a los padres Franciscanos que la tenían destinada a imprenta, en $157.000 y adecuarla a sus nuevas funciones costó $50.000 más, sin contar su habilitación. Con posterioridad, y gracias a los esfuerzos del Dr. del Río, se consigue en 1922 construirle un segundo piso; se amplió el garaje; se construyó un pensionado y una botica de urgencia; y en 1925 se le agregó un policlínico de atención diurna. Durante estos años aumentó el número de médicos; entró en funciones un servicio de atención domiciliario nocturno, y uno de préstamo de materiales esterilizados para los cirujanos que operaban a domicilio como se estilaba en la época; y con mucho esfuerzo se logró el cambio de las ambulancias de tracción animal por automóviles.

Sin embargo, faltaba algo capital, desde su planificación primitiva la institución se pensó como una cadena de postas distribuidas en la ciudad, para que su servicio cubriera sus más apartados barrios; así la Posta 2 serviría al sector norte; la 3 el poniente y la 4 el sur. Se adquirieron sitios, se hicieron los planos y, como acontece con tantos proyectos que parecen buenos, las construcciones se paralizaron por años.

La Posta 2, usando instalaciones del hospital San Vicente que funcionaba desde 1913, fue clausurada en 1923, al pasar este hospital a la Universidad de Chile, entonces la Casa Central, que contaba ya con 50 camas debió cubrir su radio de acción.

La Posta 4 del sector sur, pasó a llamarse N° 2 en 1926, y funcionaba en una vieja comisaría de la policía. Se ubicaba en el barrio del matadero, en la calle Maule.

Pero lógicamente en estos años, los cambios no sólo se manifestaron hacia dentro del viejo portalón de piedra de San Francisco 85. La *Belle Époque* debió también batirse en retirada. De seguro, los protagonistas no advirtieron que el siglo no quería cambiar de folio con el calendario; tampoco las lucidas fiestas del Centenario en 1910 cambiaron nuestra operática visión de la vida; fue la herida mortífera de la primera guerra mundial, la Gran Guerra, con sus miles de cadáveres e ideologías novísimas, la que mandó definitivamente al desván de los recuerdos al sombrero de hongo, a la calesa y a los bastones engastados en nácar. Nuestra economía, siempre mono-dependiente vio derrumbarse el salitre y junto a él los planes que no eran estrictamente apremiantes. Y la salud, la desnutrición y el hambre, esa hambre sin mayor apellido, no fueron estrictamente apremiantes para quienes gobernaban. En la memoria administrativa anual de 1920 de la Asistencia Pública se lee: "Las ideas dormirán en espera de mejores tiempos y se envejecerán sin haber dado los frutos que en su oportunidad debieron dar". Estas palabras correspondían al Dr. del Río, fundador y administrador por 17 años de la institución; el mismo que simultáneamente creaba y administraba el hospital de niños Arriarán en Santa Rosa y Avenida Matta; que se daba tiempo para fundar una escuela de enfermeras; hacía clases en la Universidad como profesor de otorrinolaringología; y se quejaba públicamente que "el escaso salario que recibían las enfermeras no atraía a las muchachas para un trabajo tan duro".

Y la marejada de cambios llegó también a nuestras alejadas costas, al *Finis Terrae*, y nuestra formal vida ciudadana se quebró en la anarquía; con militares montando sus metralletas en cada costado del palacio presidencial; con viejos patriarcas de la política tratando de ubicar su taburete a la sombra de alguna montonera. Y de esas mismas sombras surgió un hombre, no más perfecto que una sombra más, y tras él, buscando la seguridad, el ansiado orden y la disciplina, como niños, los hombres pensaron que no importaba perder un poco, un poquito de libertad, y sin más pensarlo, apoyaron a Ibáñez en una elección sin oponentes en 1927. El parlamento que debía fiscalizar sus actos fue designado.

El terremoto político se hizo sentir en toda la administración pública, a principios de 1928 el Dr. del Río y el Dr. Teodoro Muhn, el subadministrador, fueron removidos de sus cargos. Sin darles razón alguna, como se acostumbra en esos casos. Aunque sí las había, una vida de moral intachable se convierte rápidamente en una afrenta para cualquier dictadura.

Ese hombre robusto, de mostacho y barba negra que fundara la Asistencia, para 1928 peinaba canas y conservaba sólo el bigote también blanqueado por los años. La mañana del 21 de abril de 1928, el doctor Laval, quien lo trataba de una antigua dolencia, lo pasó a visitar a su casa de Miraflores. Se extrañó al encontrarle con ropa de vestir para una ceremonia y no la del diario.

—Es que hoy debo hacer entrega de mi cargo, me impuse de ello por el periódico. En todo caso, como siempre, mi querido amigo, le agradezco su visita.

Después de ello recitó en alemán unos versos de Goethe.

Mientras eso ocurría, a sólo dos cuadras el doctor Ricardo Flores, ayudante 1.º de la Asistencia Pública comentaba la noticia con su esposa.

—¡Por Dios Clarisa!, una cosa no tiene que ver con la otra, por eso no entiendes, no es un asunto personal. Necesitábamos hacer cambios en la administración pública, para que este país progrese. Los políticos acostumbraban a pagar los favores recibidos con cargos públicos, tenemos que hacer un aseo a todo nivel.

—¿Y el doctor del Río qué tiene que ver?

—Todo, todo tiene que ver —se exasperó Ricardo, cerrando la puerta con fuerza. Caminó por la Alameda, la mañana anunciaba un día caluroso, trató de pensar en otra cosa. El Ford Coupé se le vino a la mente, pero debería aceptar el ofrecimiento de su suegro para comprar el automóvil y eso lo hacía sentirse incómodo. En verdad que el coche lo tenía obsesionado, cerraba los ojos y se veía manejándolo en algún camino rural, bajo una hilera de árboles, con los niños riendo de puro gozo en el asiento posterior. Sin embargo, sería necesario rebajarse otra vez a recibir dinero de don Ismael. Es cierto que a Clarisa le parecía natural, para eso era hija única y su padre de gran fortuna, y en el fondo era como recibir otro pequeño adelanto más de la herencia.

Había un extraño ambiente en la Asistencia, don Alejandro y el doctor Muhn se encontraban en el 2.° piso, en las oficinas de la administración. El doctor Aguilar, hasta ayer jefe de turno, había sido designado para sucederle. —Por suerte no colocaron a alguien de afuera —había comentado uno al pasar. Lo hizo susurrando, pues esa mañana nadie alzaba la voz. Sólo los pacientes ajenos a los importantes acontecimientos que se vivían en las oficinas seguían su rutina, consultando por toda suerte de enfermedades.

El doctor Aguilar no era el candidato de Ricardo, pero no se atrevió a comentarlo. La disciplina creada en estos 17 años era muy estricta, existía un orden jerárquico establecido; el administrador era el relacionador de la institución con la Beneficencia; el médico jefe se entendía directamente con los jefes de turno a cargo de sus ayudantes primeros, segundos, cirujanos e internistas. No había manera de saltarse un eslabón de la cadena. Ricardo no lo ignoraba, gracias a sus años y méritos había llegado a ser ayudante 1.º. Había ingresado como alumno y ahora desde su propia altura compartía la responsabilidad con su jefe dirigiendo a los que estaban bajo él. Es cierto que lo que ocurría hoy se salía de todos los esquemas, fuerzas ajenas a la institución se imponían desde afuera; pero así y todo no fueron capaces de deshacer la ligazón que como una malla se tejió en años de trabajo severo, donde nadie osaba atrasarse ni un minuto en la llegada; los de abajo por temor a una reprimenda y los más encumbrados por su obligación de dar el ejemplo.

Las escaleras crujieron bajo el peso de los cuatro hombres que descendían. El doctor Aguilar acompañaba a la puerta a don Alejandro. El Dr. del Río mantenía su aspecto sereno. Había sido muy minucioso en la entrega de su cargo, todas las especies asignadas fueron revisadas, pero ahora al bajar las escaleras y detenerse por un momento en el patio de la entrada, un pequeño gesto de satisfacción le elevó el bigote.

Recorrió la estancia con una amplia y rápida mirada. —Todo esto lo hice yo —podría haber comentado —sólo lamento que las otras Postas no fueran terminadas a tiempo.

Ricardo se acercó a darle la mano. —Profesor —comenzó a decirle, pero la voz se le fue diluyendo.

Don Alejandro enrojeció, no era lo que deseaba, que todo el mundo viniera a despedirlo, o demostrarle congoja por su alejamiento. En realidad, era de una gran timidez, la que escondía disfrazándose de hombre enérgico y hasta frío.

—Se lo agradezco doctor Flores, pero quiero que entienda, que lo importante no somos los hombres, lo que cuenta es la institución, el doctor Aguilar, un médico formado en esta casa, y que ha tenido la amabilidad de aceptar la administración, sabrá perfectamente reemplazarme, y es mi gran deseo que el éxito lo acompañe en su labor.

Después se colocó su sombrero y con paso lento abandonó la Asistencia.

—Doctor Flores —un muchacho delgado que se veía ridículo de flaco dentro de un tremendo delantal, se dirigió a él.

—Queremos su autorización para hospitalizar una apendicitis aguda.

Ricardo lo miró algo sorprendido. —¿Cuál es su nombre?

—Ernesto Rivera, alumno de 4.º año y ayudante *ad honorem* doctor.

—Mmmh… A ver Rivera, pida al doctor González que le vea el paciente, ese es el conducto que debe seguir. ¿Lo entiende?

—Sí doctor —dijo el muchacho siempre sonriendo.

Ricardo volvió a la sala de médicos. «¿Por qué se reiría?», se quedó pensando. Hoy no había nada para la risa.

2

Ernesto Rivera, "El Ratón", como lo apodaban sus compañeros era un muchacho delgado y largo, un mechón permanentemente sobre la frente; había logrado ese año ser admitido como ayudante *ad honorem* y ello era un motivo de especial satisfacción, ya que ese anhelo no podía ser cumplido por todos los estudiantes. De su curso él y Navarro se agregaron al 2.º turno. La noche del cambio de mando estaba de guardia. No pasó nada en especial, las consultas se sucedían como era habitual, pero un ambiente extraño se sentía flotar en el recinto; un murmullo, un malestar, una herida. A la hora de la colación las conversaciones fueron intrascendentes, se advertía la intención de no tocar el tema y por lo mismo fue muy breve. El jefe de turno ordenó a Ricardo que interviniera un hematoma subdural, él mismo lo había evaluado y la evolución mostraba un rápido agravamiento, con compromiso de la conciencia y disminución de la fuerza del brazo izquierdo. Ricardo había demostrado tener especial destreza en la neurocirugía, había operado con éxito aplastamientos de cráneo y vaciado varios hematomas intracraneanos. Otras técnicas más sofisticadas en este campo no se practicaban y lo que se hacía estaba sólo en relación a traumatismos. El doctor González sería su anestesista, ya que tenía mayor experiencia con la máquina anestésica, que permitía administrar oxígeno a presión, en el caso que la respiración espontánea se detuviera, como solía suceder al intervenir sobre la masa encefálica.

—Doctor Flores, ¿podríamos mirar? —le preguntó Navarro. Ricardo lo observó antes de contestar. Carlos Navarro era un joven moreno, llevaba bigote, probablemente para verse mayor; se lo adivinaba de gran seriedad, aunque con un fino sentido del humor, cosa que había notado a la hora del tóxico, a pesar de lo poco que hablaban los alumnos, impedidos por el respeto que les inspiraba el compartir con el jefe de turno y sus ayudantes.

—Nunca hemos visto un hematoma —se adelantó a aclarar Rivera.

—Bueno, pueden hacerlo —dijo entonces. «Hay muchas cosas que poco a poco deberán cambiarse», se quedó pensando Ricardo, mientras los muchachos se aprestaban a colocarse la ropa de pabellón.

La anestesia la manejaba González, los instrumentos los pasaba Leonora, una chica de piel canela, con el gorro de tela que le ocultaba los cabellos, y con la mascarilla sobre la nariz, de manera que sólo los ojos quedaban al descubierto. Era de una belleza llamativa; al parpadear, las grandes pestañas le daban un dejo de coquetería, y a los movimientos propios de su labor una gracia especial; no había nada en Leonora que a los hombres no les fuera atractivo. En el silencio de la operación González levantaba los ojos buscando insistentemente los suyos, pero sólo una vez logró que sus miradas se cruzaran. Había un placer morboso en ello, Daniel González lo sabía; le producía una especie de dolor inubicable, una suerte de locura por estar a su lado, no era sólo deseo, sino una necesidad de sentirse amado por una mujer así.

Con un taladro, Ricardo abrió tres agujeros en la cabeza rasurada del enfermo y después levantó un círculo de hueso. Los alumnos se acercaron a mirar; pequeños vasos sanguíneos se veían latir sobre el cerebro. Ricardo transpiraba y su frente debió ser secada con una compresa. No existía el tal hematoma, debió reponerse el trozo de hueso y suturar la piel; entonces Ricardo procedió a voltearle la cabeza y practicó una trepanación al lado opuesto, aunque con igual resultado. El término de la operación se realizó en el silencio más absoluto; sin colocar los apósitos Ricardo dejó el pabellón.

—¡Por la mierda! —murmuró tirando la mascarilla al suelo.

Daniel terminó de aspirar las secreciones bucales y se acercó a Leonora que llevaba el instrumental. Lo tenía pensado, ensayado cien veces, pero la voz se le atascaba, carraspeando lo dijo por fin, deseaba invitarla a salir, a cualquier sitio, donde ella quisiera. Leonora lo miró sin responder, aún llevaba puesta la mascarilla, pero sus ojos tampoco le expresaron algún sentimiento, entonces ella tomó la escobilla que usaba para lavar los instrumentos, la tiró al lavatorio que respondió salpicando agua por doquier y sin pronunciar una sílaba se alejó.

Ernesto y Carlos dejaron la Casa Central por la mañana, para dirigirse a la escuela. Don Luis Aguilar y don Eduardo Ibarra habían llegado más temprano, para asumir sus nuevos cargos, el de administrador y sub-administrador. Don Félix de Amesti seguía siendo el médico jefe. La noche había sido tranquila, sin novedades especiales les comunicó el jefe de turno que se retiraba.

Un hombre que fue operado del cráneo a las dos de la mañana acaba de fallecer, desgraciadamente no se ubicó un hematoma como el examen clínico hacía presumir.

—No sería la primera vez —murmuró don Félix.

3

La Luz Tapia, así la llamaba todo el mundo; por algún motivo siempre se la mencionaba por su nombre y apellido. Llevaba apenas dos años en la Asistencia Pública, pero era conocida de todos, desde el director hasta el portero, y ello debido a su carácter alegre. Recorría los pasillos con una amplia sonrisa y los ojos pequeñitos despidiendo chispas. Derrochaba energía y las mejillas rojas dejaban en claro que todo lo hacía con gran rapidez. La toca blanca que usaban las enfermeras y les cubría el cabello, como los pañuelos que llevan las ancianas en el campo, la Luz Tapia siempre la mantenía un par de pulgadas corrida hacia la nuca, de manera que un mechón del flequillo se asomaba sobre la frente. Eso era un motivo suficiente para que doña Elsa Campos, la enfermera jefe, la reprendiera a diario. Si la disciplina era estricta para el cuerpo médico, para el personal de enfermería era de una dureza increíble. Doña Elsa, incluso, debía residir en la Asistencia; su horario comenzaba a las 7 horas, revisando todas las dependencias del edificio; debías preocuparse del aseo; del estado del material; de los medicamentos y hasta de la presentación del personal a su cargo. Pero en la práctica sus atribuciones rebasaban lo laboral y se inmiscuían francamente en la vida privada. La moralidad de la época no permitía ni siquiera la pública amistad entre hombres y mujeres. Doña Elsa cuidaba a sus muchachas como la superiora de un convento. A las 8 horas revisaba a diario el estado de sus enormes delantales, el largo de las uñas y la ausencia absoluta de cualquier tipo de maquillaje.

Leonora no usaba maquillaje, nunca se había colocado nada, aún no cumplía los 18; apenas salida del colegio había hecho un curso en el Hospital San Borja. La Luz Tapia era su mejor amiga, mejor dicho, la única; vivían a dos cuadras, en la Avenida Matta, tomaban juntas el carro 9 que pasaba por San Francisco, por las mismas puertas de la Asistencia, y apenas encaramadas al tranvía la Luz Tapia sacaba de su cartera la esponja y comenzaba a refregarse las mejillas con colorete, sin reparar que su natural rubor lo hacía innecesario. Insistía en depilarle las cejas a Leonora, para después pintarle una raya con un lápiz como usaban las artistas en el biógrafo.

La madre de Leonora miraba a la Luz Tapia con una sonrisa complaciente. Como le ocurría a casi todos, la encontraba alocada. «Siempre resulta difícil comprender el buen humor», pensaba. En todo caso no tenía importancia, sabía que Leonora estaba protegida, siempre había demostrado gran seriedad, era estudiosa y pulcra; la hija ideal, su hija única, ya que no pudo concebir otro hijo, pues no tenía edad para hacerlo.

—El doctor González me ha invitado a salir.

La Luz Tapia perdió bruscamente su sonrisa.

—¿Te dijo que es casado?

—Eso lo sabe cualquiera, las fotos de sus hijas mellizas circularon por todas partes.

—¿Y qué le contestaste?

—Nada.

—Bueno, cada una sabe…

Leonora se largó a reír. La Luz Tapia no entendió el motivo, pero la imitó. Después de todo la risa es felicidad gratuita. Se bajaron del tranvía y corrieron a la Asistencia. Doña Elsa ya tenía formado al personal, revisándolas una a una.

El doctor Samuel Fernández Walker pasó delante de ellas, pálido, casi imberbe, con su cuello redondo y almidonado. Era el 7 de julio, Leonora lo vio subirse a la ambulancia, la Luz Tapia suspiró exageradamente, para demostrarle a Leonora que ese sí valía la pena.

Pero no valió sólo una pena, sino muchas. Samuel no regresó. Su cargo de ayudante internista lo obligaba a asistir con una posta móvil a los incendios, era el "incendiario" como se los llamaba. Ese día concurrió a un siniestro declarado en San Pablo con Matucana, pero la ambulancia Hudson chocó en

Riquelme con Rosas, Samuel falleció en el acto. La Luz Tapia dejó de sonreír una semana, Leonora no pudo contener el llanto. En la Casa Central se colocó una placa de bronce con su nombre. La comunidad se hizo presente en sus exequias concurriendo masivamente, con representantes oficiales del gobierno que adhirieron al duelo.

—Un trozo de nosotros se ha ido —recordó don Luis Aguilar ante su féretro que las pergoleras habían cubierto de pétalos.

—Era un excelente muchacho —dijo Daniel González a Leonora, olvidando que hacía dos meses que ella no respondía a sus palabras.

4

D aniel González operaba un embarazo tubario roto. Con ambas manos introducidas en el abdomen sacaba coágulos que colocaba en una palangana, con una compresa sacaba la sangre que llenaba la cavidad. Por último, cuando se lo permitió la visión colocó una pinza hemostática sobre la trompa de Falopio rota.

—Aquí ya dejó de sangrar —le comunicó al anestesista.

—¿Todo bien?

—Como siempre —le contestó el joven que sostenía el aparato de Ombrédanne —las mujeres toleran muy bien las hemorragias masivas, seguramente están más acostumbradas; son de fierro.

—De fierro y corazón de piedra —se apresuró a intervenir Daniel, que no perdía la ocasión de enviar mensajes a Leonora. Sabía que sólo ella comprendía. A veces reían cuando la alusión resultaba divertida, pero sólo Daniel notaba sus reacciones en la mano cuando ella le pasaba el instrumental, no necesitaba mirarla. Al pasar un punto en la trompa se desgarró un segmento, y una pequeña arteria hizo saltar un chorro de sangre con su pulso característico. Leonora se acercó, metió el tubo de aspiración y le pasó, sin que él se lo pidiera, un *clamp* largo y curvo. Daniel lo usó para pinzar el vaso. Pero Leonora no regresó a su sitio, permaneció pegada a él. Daniel poco a poco empezó a cargar el cuerpo en su pierna derecha, apoyándose suavemente en su brazo y hombro; hizo los movimientos con mucha lentitud, como cuando se atrapa un pajarillo y no se desea asustarlo con ademanes bruscos. La sentía respirar; de reojo lograba verla, entonces no pudo más, colocó su mano sobre la suya y Leonora no la retiró.

—Gracias —le dijo en voz alta, ahora mirándola a los ojos. Daniel podía adivinar que bajo la máscara sonreía, aunque como siempre no respondió, pero entonces su pie que también se había mantenido pegado al suyo se levantó, le dio un pequeño golpe cómplice, lo que para Daniel significó una caricia y regresó a su lugar detrás de la mesa de instrumentos. El corazón le latía apresurado. Seguro que más rápido que a la paciente que había perdido dos litros de sangre.

Desde ese momento notó que los instrumentos no golpeaban en su mano, sino que eran depositados con suavidad al devolverlos; podía retener su mano una breve fracción más del necesario, y eso era algo que sólo ambos notaban.

Al término de la operación Daniel no abandonó el pabellón hasta que todos los apósitos y las telas fueron colocados; hasta que Leonora con toda su batería de pinzas y tijeras colocadas en un lavatorio comenzaba a retirarse, entonces la abordó.

—Gracias —sólo eso. Algo lo hacía presentir que debía ser cauto y no dar pasos de más.

Ella se bajó la mascarilla y le sonrió con sus dientes parejos y labios gruesos que lo excitaban:

—Cuando se le ofrezca al señor —y se alejó con el tiesto apoyado en la cadera, remedando una campesina.

Daniel salió al pasillo todavía aturdido. Del patio de ambulancia provenían voces, los médicos de turno, choferes y enfermeras formaban un grupo compacto. Daniel se acercó a mirar. Era por el nuevo automóvil del doctor Ricardo Flores. Una joya; poseía dos asientos tapizados en felpa dorada; ruedas con rayos metálicos y todo el frontis, cubriendo el radiador del agua, reluciendo como un espejo de metal cromado, donde podía uno mirarse; los dos focos sobre los tapabarros negros también cromados; pero el resto era blanco con un pequeño tinte rosado muy suave y el colmo de la belleza era una capota rebatible y un increíble asiento oculto en una portezuela posterior.

—Ford Coupé 1929, sin uso, $6.000 al contado —Ricardo sonreía respondiendo consultas, las mejillas rojas de gozo, de vergüenza, de felicidad. Sin embargo, los que resultaron ser unos expertos fueron el Ratón Rivera y Carlos Navarro, que no sólo dominaban el asunto de los cambios, o de la posición de la palanca, sino que además sabían detalles sobre el Chevrolet, el Kaiser, el Studebaker o cualquier tipo de automóvil que se fabricara, aunque no hubiesen subido jamás a uno de ellos.

5

Rivera y Navarro más otros médicos del turno no daban abasto para atender contusos. Había una manifestación callejera y la policía la había reprimido, al parecer con mayor violencia que la habitual. El Ratón reconoció entre los heridos a su compañero de curso Jaime Pinto Riesco. El muchacho había sido golpeado y presentaba contusiones múltiples, aunque nada de gravedad. Llamó a Navarro y ambos lo revisaron. Jaime temblaba de indignación, se le atropellaban las palabras e ideas al querer expresarse. Les esperó hasta el término del turno, pues sus compañeros le ofrecieron acompañarlo. Por el camino les relató algunos detalles. Habían ido a despedirse de don Arturo Alessandri a la Estación Mapocho, quien partía nuevamente al exilio, deportado por Ibáñez. El ex presidente lo hacía acompañado de algunos de sus hijos, entre ellos de Hernán, médico y profesor de la escuela. Jaime profesaba una gran admiración por ambos y una gran antipatía por Ibáñez, por la dictadura o cualquier cosa que se le pareciera. El espíritu de la democracia corría por sus venas, solía decir recordando que él era descendiente directo de dos ex presidentes de Chile. El exilio del doctor Alessandri había sido precipitado, según se decía, porque le propinó un par de puntapiés en el trasero a un enviado oficial de Ibáñez que concurrió a su casa a notificarlo, lo cual, dado el carácter del doctor, debe estimarse sólo como una caricia, ya que a su tremendo físico, unía su conocida capacidad como boxeador aficionado.

Se había juntado una gran multitud para despedir a don Arturo, la estación se llenó de gritos de sus partidarios, entonces la policía había arremetido con sus bastones y sables.

Jaime les relató los hechos, ahora más tranquilo, casi melancólico.

—No podemos permanecer de brazos cruzados ante los atropellos del dictador, debemos unirnos para hacerles frente.

Era sólo un muchacho, pero sus palabras tenían gran fuerza, se adivinaba en ellas la decisión. Era alto y delgado, cabello rubio y escaso para sus veinte años, sus ojos muy claros le daban el aspecto de mucha espiritualidad.

Lo dejaron en el tranvía.

—Debemos unirnos —repitió.

—Cuídate —le gritó el Ratón, asustado por la temeridad de su amigo.

Un piquete de soldados a caballo pasaba en esos momentos por la Alameda. De alguna parte surgieron voces insultándolos.

6

Ricardo se asomó al patio central alertado por los gritos. Entre dos policías traían a un hombre ensangrentado y pálido como papel, lo depositaron sobre los adoquines, extenuados por haberlo transportado en brazos por más de dos cuadras.

Parecía muerto, pero sus pupilas conservaban los reflejos y respiraba aún. Ricardo le abrió la camisa; una herida de cuchillo en el pecho y los ruidos cardíacos que apenas se escuchaban le revelaron que la estocada había llegado al corazón.

—Traigan un equipo de sutura y bisturí—. No había tiempo de llevarlo al pabellón, ni siquiera a una sala de examen.

—Usted Cabo —le gritó al carabinero más fornido, aunque ignoraba por completo los distintivos, que en los nuevos uniformes verdes marcaban su grado.

—Sujételo firme de los brazos.

Tomó el frasco de yodo, lo derramó sobre el tórax y se embetunó las manos; entonces procedió a abrirle el pecho. La envoltura del corazón estaba llena de coágulos, pero éste aún tenía movimientos y por un orificio escapaba la sangre; lo tapó con un dedo y después lo suturó con un par de puntos. El paciente comenzó a moverse y a proferir palabrotas, ahora entre cuatro no lograban mantenerlo quieto.

—Súbanlo a una camilla, debemos cerrarle el tórax —dijo Ricardo sobándose la mano, adolorida por la presión que causan las costillas al ser separadas sin instrumentos adecuados.

El policía se puso de pie, pálido y mareado.

—¿Se salvará? —le preguntó a Ricardo.

—Muy difícil —respondió, llevando al herido que se quejaba a un lugar más adecuado. —Lo hizo muy bien Cabo, lo nombraré mi anestesista.

El carabinero quiso sonreír, pero se le nubló la vista y las rodillas se le doblaron. Cuando despertó, la Luz Tapia intentaba sacarle la chaqueta del uniforme, recostado sobre una camilla de examen.

—¡Ey, párele, párele Luz Tapia! ¿Que querís dejarme calato?

—Tremendo interés que voy a tener, tengo que prepararte pa' que te vea el doctor.

—¿Y qué me va a ver?

—Yo creo que nada, tenís un "ache-i"—. La Luz Tapia se echó a reír—, una histeria, un H.I., así le dicen los doctores.

—¿Y eso qué es?

—Un ataque de nervios, pus' mi cabo, donde vio tanta sangre. Hasta los doctores jovencitos les pasa que se desmayan en el pabellón.

El cabo enrojeció, abotonando su chaqueta.

—Yo he visto muchos heridos —se defendió poniéndose de pie.

—¿Y qué le pasó entonces?

—Bueno, es que nunca había visto a un cristiano que le abrieran el pecho así, vivito y coleando, ¿me comprende?

—Bueno, pero dígame, ¿cómo sabía mi nombre?

El Cabo volvió a enrojecer. —Averiguando, por ahí y por acá...

—Miren, miren, bien avispadito que me salió. Ya váyase a sus obligaciones que yo tengo que hacer.

—Como usted mande Lucecita, para servirla que estoy.

El hombre se levantó, arregló las correas de su uniforme y salió al patio central. La sangre había sido limpiada, pero el ambiente seguía revolucionado con la escena reciente. Era la primera vez que alguien era operado en tan extrañas condiciones.

7

Se encontrarían en la Pérgola frente de la Iglesia. Daniel pensó por un momento en comprarle una flor, sólo una, una rosa, pero después le pareció ridículo. Este tipo de situaciones le producían una extraña sensación, una excitación insoportable, como las cosquillas que, a pesar de ser placenteras, después de un momento no son tolerables. Leonora se retrasaba, a cada momento miraba el reloj. A los cirujanos les ocurre lo mismo en las operaciones; todos en algún momento desean efectuar algún tipo de intervención poco frecuente o que requiere de una especial destreza, sin embargo, apenas comienzan, en vez de disfrutar, desean terminarla rápido, pues la velocidad de su quehacer añade un mérito adicional; por eso cuando las cosas salen difíciles y la intervención se prolonga comienzan a impacientarse y proferir quejas, culpando de las dificultades a las condiciones anatómicas del paciente o a los ayudantes, a los instrumentos poco adecuados o a la arsenalera que no tiene a mano la supuesta pinza indispensable. No son infrecuentes aquellos que botan al suelo separadores y tijeras porque, aseguran, están en malas condiciones. Daniel muchas veces se reía de los cirujanos de mal genio, porque el que mucho le echa la culpa al empedrado es porque no es suficientemente hábil; sin embargo, Leonora le había hecho ver que a él también le ocurría dentro del pabellón. —Eres otro, das miedo —le había dicho. Daniel quiso negarlo, aunque apenas logró defenderse malamente. —Sólo el que está operando entiende que un error puede ser fatal —había reclamado, pero en todo caso lo ignoraba; él se creía muy tranquilo para operar.

Leonora por fin apareció. —No podía librarme de la Luz Tapia, insistía en acompañarme.

Caminaron lentamente, hacia la Plaza Italia. Daniel no encontraba tema de conversación.

—¿Adónde quieres ir? —dijo por fin carraspeando.

—Al Zoológico —le respondió Leonora resueltamente.

—¿Qué?

—Al Zoológico.

Daniel se echó a reír. Le parecía el sitio menos adecuado para una conquista, pero él había sido muy claro, le había ofrecido llevarla donde ella quisiera, no podía ahora cambiar las reglas del juego.

—Sí, segura.

—Pero, lo conoces, supongo.

—Desde luego.

—¿Y qué gracia le encuentras?

—Bueno, no sé, pero eso es lo que quiero.

El Zoológico se había inaugurado cinco años antes, en 1925, y también, ya en esa época, se podía subir por el funicular, construido igual a los tranvías que circulaban por las calles. Desde la cumbre se visualizaba hermosamente la ciudad; la iglesia de San Francisco por su tamaño era fácilmente distinguible de los otros edificios más bajos y a unos pocos metros estaba la Asistencia.

Daniel intentó en vano acercarse a Leonora, pero ella hábilmente lo esquivaba, era un juego que lo hacía comprender que necesita de toda su paciencia.

Al atardecer subieron a la Virgen. Abajo las luces amarillentas de la ciudad comenzaron a encenderse. Entonces la rodeó con los brazos, después de eso se besaron.

8

Ricardo pasaba visita a los operados; el paciente de la herida cardíaca, al que había operado sin anestesia sobre las baldosas, se había transformado en su regalón y a él le dedicaba todos sus cuidados. No era la primera herida cardíaca que se operaba con éxito en la Asistencia, el doctor Avilés había dado cuenta de un caso a la Sociedad Médica varias años antes; pero la evolución post-operatoria cuando se abría el tórax seguía siendo muy prolongada y llena de complicaciones; que se acumulara líquido en su interior era la regla y la infección a menudo mataba al paciente.

Desiderio Gatica, que así se llamaba el herido, se hizo pronto famoso en la Casa Central y no tanto por su enfermedad, que por el momento evolucionaba muy bien, sino por sus visitantes.

Varias mujeres, que por su vestimenta y su maquillaje no dejaban duda de su profesión, se turnaban para ir a verle. Pronto quedó en claro que pertenecía al ambiente del hampa y que en su medio era un verdadero señor de los prostíbulos.

La Luz Tapia sabía todos los pormenores. El cabo Parra se encargaba de informarla, ya que ella había aceptado salir con él algunas veces. Su confidente seguía siendo Leonora, ésta le contaba a Daniel y de esta manera al fin de cuentas se enteraban todos.

Había sido apuñalado por otro cafiche; a traición, se decía, pues mano a mano pocos se atrevían con Desiderio; pero el nombre del agresor no había sido revelado. Había una ley en el ambiente que lo impedía. Según el cabo, lo más probable era que el otro fulano ya hubiera corrido a perderse.

La relación de la Asistencia Pública con la policía era muy estrecha y se remontaba al nacimiento mismo de la institución.

Antes de su existencia los lesionados eran llevados por la policía a sus cuarteles. Como no poseían carros ambulancias, obligaban a cualquier coche que fuera transitando a subir al herido; sin embargo, muchas veces los pasajeros se negaban, dado que la policía municipal carecía de fueros como para imponerlo por la fuerza. Con el correr de los años, a comienzos de este siglo, se contrataron estudiantes de medicina que en los cuarteles policiales daban la primera atención a los accidentados; de ahí proviene el nombre de Asistencia Pública que se daba a este servicio, que era básicamente de la policía municipal, y en efecto asistía los heridos en la vía pública.

En 1911 al fundarse un centro de atención de heridos, se conservó dicho nombre, probablemente por costumbre; pero en todo caso con ello se rindió un merecido homenaje al esfuerzo de quienes trabajaron en ese servicio primitivo y que bregaron incansablemente por su mejoramiento.

En 1930 la policía municipal ya había desaparecido, se acababa de crear el Cuerpo de Carabineros, con la fusión de varios servicios policiales. Rubén Parra fue ascendido a cabo; cambio su uniforme azul y casco de policía inglés por un traje verde y gorra militar; pero conservó su destinación en la Asistencia Pública lo que fue de mucho agrado para los funcionarios acostumbrados a su presencia, a su buen tino y poca prepotencia en el trato con los más pobres; pues desgraciadamente los Carabineros junto con la policía civil se iban poco a poco transformando en la cara visible de la dictadura.

La gran depresión iniciada en 1929 hacía estragos en este país tan indefenso; la cesantía de las salitreras del norte había inundado Santiago de mineros que regresaban buscando un trabajo con desesperación, apiñados en albergues; el tifus exantemático transmitido por los piojos reaparecía; el descontento se hacía visible por doquier y las manifestaciones públicas eran desarmadas cada vez con mayor violencia por los Carabineros, a caballo, armados con lanza y sable.

La Luz Tapia reprochaba a Rubén su profesión de "paco", ya que el antiguo apodo de la policía lo heredaron los flamantes Carabineros. Es como cualquier trabajo se defendía el cabo Parra: todos tenemos una misión, la nuestra es defender al gobierno establecido; no nos corresponde a nosotros el juzgar lo que es justo o no; si uno se pusiera a decidir ante cada orden no existiría la disciplina y en todo esto no nos diferenciaríamos de ustedes; ya me imagino que pasaría si frente a un herido, antes de atenderlo, el médico se pusiera a averiguar quién tenía la razón, y decidiera no auxiliar al que estima culpable. La Luz Tapia reclamaba que era muy distinto, pero no encontraba argumentos para demostrárselo.

Desiderio Gatica se recuperó rápidamente, a los quince días estaba en condición de alta. Ricardo se las había arreglado para mantenerlo en la Asistencia, aunque lo habitual era que los operados se trasladaran rápidamente a los hospitales.

—La mala hierba nunca muere, doctor —le dijo sonriendo. Vestía una chaqueta llamativa y un sombrero tipo hongo pasado de moda, ya que ahora se usaban casi exclusivamente las hallullas. Estaba muy pálido y necesitaba de ayuda para caminar; nadie podría al verlo, imaginarse que se trataba de un peligroso maleante. Antes de abandonar la Asistencia conversó con Ricardo, quería agradecer que le hubiesen salvado la vida; lo hizo a su manera, con esa vieja costumbre del chileno, invitando a su casa, aunque de un modo muy particular: ofreció cerrar un prostíbulo para su médico y todos los del turno, la bebida y las mujeres corrían por su cuenta. Lo dijo con tanta ingenuidad que Ricardo no pudo sino sonreír.

Al terminar su turno, el cabo Parra detuvo el automóvil de Ricardo en la puerta, pues un tranvía cruzaba por la calle.

—Doctor Flores, ¿qué le contestó al Desiderio de la fiesta que le propuso?

«Aquí las noticias vuelan», pensó Ricardo, poniéndose serio. «Espero que el cuento no le llegue a la Clarisa, pues no es capaz de entender este tipo de bromas».

9

En 1931, Rivera y Navarro cursaban el último año. En el sistema de rotaciones del internado les correspondía pediatría en el hospital de niños de Matucana. El edificio de dos pisos, era más antiguo que los vecinos del barrio, construcciones neoclásicas inauguradas para el Centenario en 1910, en la Quinta Normal. Estaba muy deteriorado, pues era del siglo anterior. Hacía poco se lo había bautizado "Roberto del Río", en homenaje al pediatra que fuera hermano de don Alejandro y que también tuviera relación con la Asistencia, durante los proyectos presentados antes de su fundación. A un costado del hospital, en un sitio donado para ello, se alzaba la obra gruesa, paralizada por casi veinte años, de la futura Posta N° 3. Sus instalaciones incluso habían sido usadas en 1917 como lazareto para la epidemia de tifus exantemático.

Jaime Pinto también hacía su internado allí y se encargó de recordarles a diario los abusos de la dictadura. El asunto preocupaba a todos, incluso a sus profesores. A todo nivel la ciudadanía sentía la mano odiosa de la represión. Los deportados eran cientos, políticos, estudiantes universitarios, profesionales, el propio don Alejandro del Río había dejado el país. Los detenidos políticos llenaban las dependencias de Investigaciones y comisarías de Carabineros. Había gente más humilde que sencillamente desaparecía.

Jaime formaba parte de un grupo de hombres dispuestos a jugarse la vida por derrotar a Ibáñez; pero aún eran pocos, necesitaban juntar 400, según estimaban. Asistía a reuniones secretas y permanentemente llevaba un revólver, pues había descubierto que lo seguían, le confidencia al Ratón.

En el hospital había tiempo para estas confidencias, para reunirse a discutir o informar; en la Asistencia, en cambio, la brevedad de los turnos diarios y el asedio permanente de los pacientes consultando a toda hora, no favorecía las conversaciones ajenas a la medicina. Sólo cuando debía atenderse contundidos, producto de refriegas de manifestantes con la policía, la situación se hacía patente en su cruda realidad; pero tampoco era frecuente que se hicieran mayores comentarios, pues cuanto más cosas tenebrosas del régimen se iban murmurando, más crecía una especie de temor indefinido. La gran mayoría sin dudas se mantenía indiferente, pero existían también simpatizantes del gobierno y frente a ellos muchos preferían callar sus opiniones; sin poder evaluar que pesaría más en un momento determinado, si la amistad o las ideologías.

Así se fue ese verano, entre las vacaciones, los reemplazos, los frecuentes apaleos callejeros, los rumores y el malestar que crecía a todo nivel.

Para junio los árboles del Parque Forestal habían perdido casi todas sus hojas. Daniel miró su reloj -iba adelantado- metió la mano a un bolsillo y se tocó la llave. El cielo amenazaba lluvia. Doña Rosa Aguayo era de todos conocida en el San Vicente, había pocos que alguna vez no utilizaron la misma llavecita; rentaba una casa de citas en la calle Rosas. Daniel apuró el paso pues unas gotas le mojaron la cara. Con Leonora se juntaban en la esquina de Puente, caminaban hasta la casa por separado, él entraba por delante y ella por una puerta de servicio que se abría por dentro -hacer el amor con Leonora lo hace a uno olvidar cualquier dictadura-. Daniel se sonrió al verla parada en la esquina.

Llevaba un sombrero de paño, que como un casco le cubría la cabeza, el cabello corto y patillas delante de las orejas como estaba de moda; la falda a mitad de pierna y tacones altos. Parecía mayor. Se estremeció al recordar que aún no cumplía los veinte años.

Le hizo una seña a la distancia que Leonora respondió con una discreta sonrisa. Sacaba la llave del bolsillo cuando dos hombres lo abordaron. Uno lo tomó del brazo.

— ¿Doctor Daniel González?

De inmediato se dio cuenta que iba a ser detenido, volteó la cabeza. Leonora a unos pasos aún sonreía sin comprender.

—¿Puedo hablar antes con la señorita?

Los hombres se miraron sin responder, entonces aprovechando la indecisión se acercó a la muchacha.

—Me llevan detenido, son de Investigaciones, avisa en la Asistencia.

—¿Quieres que avise a tu mujer?—. Daniel sintió que el corazón se le apretaba como un puño. La vio pálida y temblando de miedo, mientras la lluvia empezaba finalmente a hacerse más tupida. Apretó los labios.

—Gracias —articuló con dificultad. Ya en el automóvil cientos de pensamiento pasaron rápido por su mente: la prisión, el exilio, los interrogatorios, quizás la tortura como se pregonaba.

Entonces descubrió que los limpiaparabrisas emitían un monótono rasguido sobre el vidrio, pues la lluvia cesaba, y por momentos parecía un gemido.

10

D aniel llevaba dos semanas detenido, primero en Investigaciones, después fue trasladado a la Escuela de Carabineros. Al parecer se le acusaba de conspirar contra el gobierno, pues su nombre figuraba en una lista incautada a Arturo Olavarría ex-diputado alessandrista. En la Asistencia el hecho fue comentado en tonos diversos. Para muchos no pasaba de ser un loco que había sido embaucado sin saber lo que hacía. Ricardo se negó a hacer comentarios, se limitó a confidenciar que él se lo había advertido. El cabo Parra recurrió a la socorrida frase "quién nada hace nada teme".

—Y los quince días de prisión —reclamó Leonora.

—Es la ley —sentenció sin más y volvió a sus labores.

Pero en la institución fue un detonante para que los indecisos reconocieran su bando. Desde hacía días en la Sociedad Médica, que funcionaba en la calle Merced, las reuniones habituales se habían transformado en un foro político. Los viejos maestros hacían valer lo mucho que la pequeña sociedad chilena les debía como intelectuales y prohombres en muy variados quehaceres del desarrollo de nuestro país. Muchos de los grandes profesores y médicos que hicieron posible la modernización de la medicina, habían sacrificado su tiempo y preocupación como diputados o ministros, y ahora se unían a los estudiantes para defender la democracia, que con todos sus vicios se demostraba superior a la tiranía. El paro médico total era la meta de los más urgidos, pero todavía pesaban las opiniones de los indecisos y contrarios.

La Asistencia Pública no podía adherir a una huelga, en ello había acuerdo. No se podía dejar a la población sin los primeros auxilios. Incluso los hospitales debían dejar personal para atender emergencia. El doctor Bustos habló contra el gobierno. Ricardo Flores pidió la palabra, no se podía defender lo indefendible; pero entonces recurrió al mañoso argumento que hacía ver al médico en huelga, cualquiera fuera sus motivos, como un delincuente. Es cierto que el gremio nunca había ido a paro. Las huelgas tenían años de sangrienta historia, pero en la práctica era un patrimonio de los obreros, de los aguerridos miembros de la FOCH, la Federación Obrera Chilena. Los médicos, aunque en teoría simpatizaban con los problemas de los trabajadores, se mantenían alejados de su lado y muchos se sentían muy honrados de que así fuera. Todos estos elementos pesaron, y la huelga no pudo materializarse.

Leonora, con la ayuda del cabo Parra visitó a Daniel en la Escuela de Carabineros. Le llevó una torta que su madre había cocinado. Se lo veía bien, con una barba negra espesa, pues no le permitían afeitarse. Estaba feliz de no haber sido relegado.

—Al tirano le quedan pocos días —aseguró de buen humor.

No comentó su visita con nadie, pues de Daniel se decía ahora cualquier cosa; entre otras, que de salir libre como todos esperaban, no podría volver a la Asistencia, pues el director y especialmente el sub-director, doctor Eduardo Ibarra, no lo deseaba. Este último era muy poco apreciado por el personal de la A.P., ya que había sido colocado en su cargo por Ibáñez y no era un médico formado en la Institución.

El 21 de julio los estudiantes realizaron una manifestación en la Avda. de Las Delicias, entre San Diego y la Pérgola. Rivera y Navarro, que se dirigían a la Asistencia, debieron bajar del carro, detenidos por la turba. Pretendieron seguir a pie, pues el turno comenzaba a las 11 de la mañana. Cuando quisieron abrirse paso entre los manifestantes, fueron bruscamente empujados por la masa de muchachos que partió a la carrera atravesando la avenida. Carlos Navarro cayó al suelo y perdió un zapato, trataba de encontrarlo cuando un golpe de lanza le produjo una herida en el cuero cabelludo. El Ratón Rivera corrió a auxiliarlo en plena calzada. Las carreras de los Carabineros a caballo con sus lanzas y lumacos persiguiendo estudiantes los situaban en pleno campo de batalla. Por fin los manifestantes se replegaron hacia el Club de la Unión, porque a los caballos les era difícil subir las escaleras. Desde allí gritaban insultos a los policías; un estudiante de medicina los dirigía como a una orquesta, pero en vez de batuta usaba un gran pene de yeso que quizás de dónde había sacado. El Ratón le colocó a Carlos un pañuelo en la cabeza, y aprovechando que el grueso de los Carabineros se dirigía al club, se llevó a Navarro a la Asistencia distante un par de cuadras.

Llegó indignado, además de manchado, pues el corte de Navarro sangraba en abundancia.

—Fueron los pacos, fueron los pacos —le gritó al policía de guardia.

Debieron hacerle cinco puntadas de hilo en la cabeza y dejarlo tendido en una camilla durante toda la tarde. En el suelo había sentados una docena de estudiantes contundidos que esperaban ser observados en su evolución por algunas horas, pues su gran cantidad no permitía hospitalizarlos o mayores refinamientos, que en condiciones normales eran habituales.

Una pequeña guerra había comenzado; los días siguientes fueron igualmente pletóricos de heridos, la mayoría estudiantes y algunos obreros. Un hombre que llegó brutalmente pateado contó que, perseguido por la policía, se refugió en el restaurante El Naturista de la calle Ahumada, pero fue denunciado por el garzón que lo encontró encerrado en el baño.

—Esto me hace hervir la sangre —reclamó Navarro.

—Yo creí que ya no te quedaba —se echó a reír Rivera, señalándole la herida en la cabeza.

Las cosas llegaron a un punto insostenible. La Sociedad Médica decidió solicitarle la renuncia a Ibáñez. Se organizó un improvisado desfile hacia el Palacio de La Moneda. El profesor Lucas Sierra, con su venerable barba blanca, encabezaba el grupo; a su lado don Julio Schwazerberg y Armando Larraguibel. Frente al Teatro Santiago fueron detenidos por Carabineros que les impidieron continuar. Se parlamentó con los oficiales y una comisión fue designada para hablar con Ibáñez; el resto esperó frente al teatro gritando consignas. A viva voz los delegados informaron que sólo fueron recibidos por el ministro del interior, Almirante Carlos Fredden, quien calificó de descabellada la acción de los médicos y los amenazó con reprimirlos si continuaban en su empeño. Las consignas y gritos subieron de tono. La reunión terminó en veloces carreras cuando la policía cargo contra el grupo. El profesor Juan Puga, conocido como el Macho por los estudiantes, recibió un sablazo.

Por seguridad se decidió que la próxima reunión de la Sociedad no se haría en su local de la calle Merced, sino en el auditorio del profesor Lucas Sierra en el San Vicente.

La discusión sobre el paro indefinido era el único tema en carpeta. Temprano en la mañana Jaime Pinto y el Ratón repartieron a los pacientes hospitalizados unas hojas impresas; allí se les explicaba las motivaciones del paro propuesto; era importante que los enfermos comprendieran por qué sus doctores se negaban a atenderlos.

El auditorio estaba lleno, Jaime y Ernesto se paseaban entre los asistentes de pie cerca de las puertas.

—Ya vuelvo —le dijo Jaime saliendo hacia la calle Independencia.

El Ratón no le puso mayor atención, supuso que iba a buscar más panfletos, sólo al ver que demoraba se asomó a la calle.

La puerta del auditorio daba de frente a una calle perpendicular.

Fue una visión brevísima pero imborrable: Jaime corría por el medio de la calzada, un grupo de Carabineros lo perseguía gritándole que se detuviera. Debido a los gritos, Ernesto no escuchó el sonido del balazo, sólo vio a Jaime detenerse bruscamente y caer al suelo. Corrió hacia su amigo y entre tres ó cuatro lo tomaron en brazos. Una bala de fusil Máuser le había penetrado por la espalda, haciéndole un inmenso forado en el pecho. Lo arrastraron hacia el auditorio. Allí en medio de los aterrorizados concurrentes falleció. El revólver que siempre llevaba quedó en la calle. La investigación que efectuó la propia policía, haciendo de juez y parte, concluyó que una bala había sido disparada de él.

La huelga indefinida de los médicos se declaró de inmediato.

Al día siguiente, 26 de julio de 1931, Ibáñez renunció, huyendo en una ambulancia desde el palacio de La Moneda.

En el hospital Roberto del Río, Carlos Navarro, con la cabeza suturada y las lágrimas corriéndole por las mejillas colocó la bandera de la patria a media asta.

11

Todos los detenidos en la Escuela de Carabineros fueron liberados, mientras las tropas policiales recibían órdenes de permanecer acuarteladas.

A Daniel lo esperaban en la puerta su esposa y sus dos hijas mellizas. Entre los prisioneros hubo abrazos, cantos de triunfo y promesas de visitas. Se habían hecho muchas nuevas amistades. En la Asistencia fue recibido como un héroe por los estudiantes y personal, aunque la euforia fue breve. La carga de trabajo impedía manifestaciones muy prolongadas.

La angustia corría ahora de parte de la Luz Tapia. Del cabo Parra no había noticias, pues los Carabineros, retirados a sus cuarteles, ni siquiera tenían apostado a un hombre en la Asistencia. Se decía que algunos policías habían sido linchados en ciertos barrios, pero casi todos suponían que eran exageraciones, así en medio de su aflicción, la Luz Tapia debía seguir trabajando. Una compañera le avisó que una mujer estaba por dar a luz.

Como la Asistencia estaba inmediatamente al frente del San Juan de Dios y éste contaba con maternidad, las parturientas y otros problemas ginecológicos debían ser directamente trasladados allí, aunque no era inusual la atención de un parto en sus dependencias, dada la crónica falta de camas en los hospitales. Daniel se puso los guantes y ayudando por Rivera y Leonora, se aprestó a recibir un bebé. Por las ventanas del pabellón muchos ojos los observaban; todos se ponían felices cuando se atendía un parto. La propia Elsa Campos, jefa de enfermeras, se acercó a mirar.

—Es una niña —anunció Daniel, cortando el cordón y cruzando una mirada con Leonora, que recibió la criatura para limpiarla y mostrársela a la madre.

—¿Ud. cómo se llama señorita?

—Leonora.

—Perdone, pero me gustaría ponerle su nombre a mi hija, porque Ud. es tan bonita.

Leonora, que desde hacía rato tenía un nudo en la garganta sintió que bruscamente se deshacía y, sin contener el llanto, dejó la sala a la carrera.

Manuel Espinoza, *chauffeur* de la ambulancia desde 1917, salió por un llamado con Romerito, un enfermero tan antiguo como él. A su regreso sus rostros mostraban tal desazón que cualquiera los hubiera imaginado novatos en el servicio. Traían un cadáver lo cual no era inhabitual, pues muchas veces los heridos fallecían en el trayecto. Lo que sí era irregular era que lo subieran a la ambulancia, a pesar que evidentemente había muerto hacía mucho tiempo. En estas condiciones correspondía a la policía levantar el cadáver, pero como los Carabineros estaban acuartelados tomaron esa decisión y así se lo explicaron al jefe de turno.

En años de trasladar heridos, quemados, borrachitos o amputados por el tranvía, Manuel y Romerito creían haberlo visto todo; pero el espectáculo de hoy fue tal que —si hubiera tenido una escopeta soy capaz de matarlos —había comentado Manuel, presa de una cólera que nadie le conocía.

El cadáver fue examinado por el jefe de turno, quien de su puño y letra llenó el dato de reglamento. Pertenecía a un carabinero, se adivinaba por las prendas verdes que aún traía.

Había sido asesinado con una saña demencial, golpeado con palos y piedras, atravesado por armas blancas, mientras que los genitales y los ojos le habían sido arrancados.

—Dicen que hasta los niños participaron cuchicheó uno de los muchos mirones que se habían instalado cerca de la pieza.

—¡Cállese todo el mundo! —gritó el jefe exasperado—. ¡Todos fuera!, ¿qué se han imaginado? Sólo usted, usted doctor Flores, quédese aquí como testigo.

La voz se le fue debilitando después del grito, y mientras seguía dictando se convirtió sólo en un murmullo.

—Qué espantoso —comentó uno de los expulsados.

—Por tonto, ¿qué tenía que estar haciendo en la calle? —respondió un enfermero flaco, levantando los hombros.

Al escucharlo la Luz Tapia no se aguantó más, y sin decirle nada le abofeteó el rostro.

Capítulo III

(1932 - 1940)

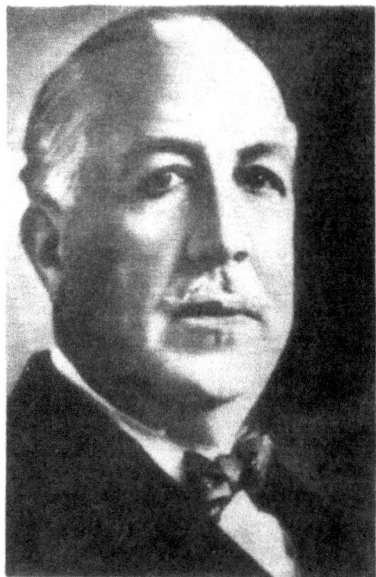

Alejandro Del Río

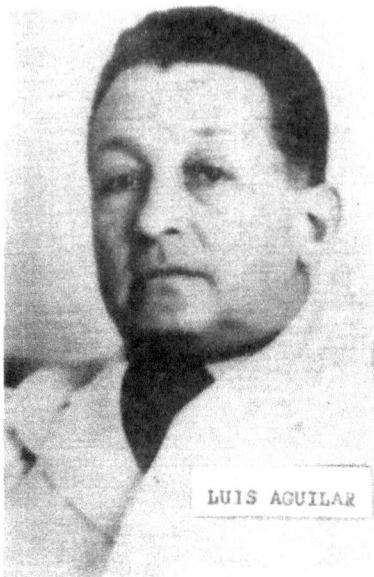

Luis Aguilar

Daniel González

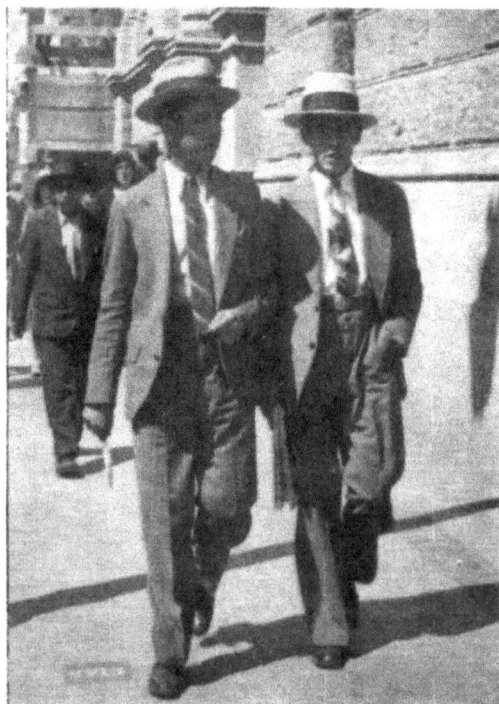

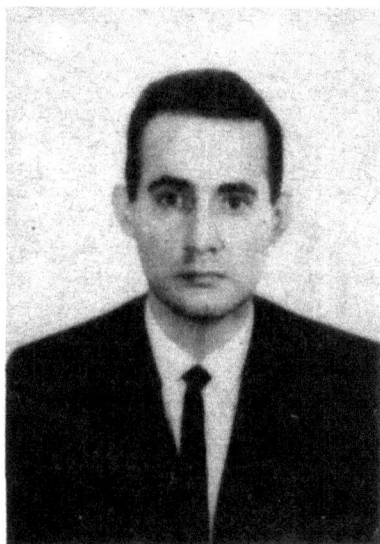

Carlos Navarro
Ernesto Rivera

1

1 932 fue, en muchos sentidos, un año desastroso. Con la caída de Ibáñez otra vez la anarquía política con sus secuelas sociales se asentó en el país. Se sucedieron las juntas militares de breve duración y de ideologías contrapuestas, detrás de las cuales se escondían las figuras de los grandes caudillos de la primera mitad del siglo: Alessandri e Ibáñez. Ambos permanentemente complotando, "sintiéndose cesantes cuando no estaban en el poder", según el decir de sus conocidos.

Por otro lado, y como gran causa de los conflictos políticos, estaba la gran crisis económica gestada en la bolsa de Nueva York el Jueves Negro de 1929. Según un informe de la Sociedad de las Naciones, Chile fue el país más afectado por este fenómeno; estimándose que sus exportaciones cayeron en un 70%. La cesantía en las salitreras, como ya era habitual en los últimos años, era el gran síntoma de la depresión. Los mineros que habían sido llevados a la pampa desde el sur, invadieron por miles la capital, deambulando por las calles, mostrando su miseria y abarrotando los albergues en las más deplorables condiciones sanitarias. Rápidamente el tifus exantemático hizo su reaparición, con la fuerza de devastadora epidemia. Debieron habilitarse mil camas en el Regimiento Cazadores; ciento veinte en el Barros Luco; dieciséis casas-baños sanitarios; y proceder a la desinfección de habitaciones y *cités* completos; muchas veces fue necesario quemar los pocos enseres que algunos poseían.

El año anterior los sueldos de los funcionarios de la Asistencia y de otras reparticiones públicas, debieron ser reducidos. En mayo de 1932 las ambulancias fueron embargadas por un juez de Santiago por no poder la A.P. pagar el desahucio de un funcionario despedido. La situación se prolongó dos meses y sólo fue resuelta, después de un escándalo periodístico, con la donación de $3.000 hecha por un particular.

En esta indescriptible situación del erario nacional se encontraba la Asistencia Pública en julio de 1932. Sus fondos alcanzaban hasta septiembre. Obtener dineros de la Beneficencia se tomaba imposible. Los doctores: Luis Aguilar, Félix de Amesti, médico-jefe de la Casa Central; y Manuel Martínez, médico-jefe de la Posta 2; se reunieron a analizar la aflictiva situación: o se cerraba la institución o se recurría a la caridad pública, a pesar de lo difícil que era pedir dinero a una población paupérrima. En todo caso pareció la única solución viable. Las donaciones en dinero y, ocasionalmente, en especies eran frecuentes y no sólo a la A.P., sino a todos los hospitales que dependían de la Beneficencia, desde los tiempos de la colonia.

La colecta proyectada, además de su extrema urgencia, tuvo como especial novedad la gran difusión que la precedió. Se tenía plena conciencia que la Asistencia gozaba de un gran prestigio para la comunidad; era sinónimo de ayuda inmediata y eficaz en un ataque, accidente o agresión, igual para la prostituta o el encumbrado hombre público. Basta con señalar que don Arturo Alessandri recurría con frecuencia a sus servicios y que el dos veces presidente don Emiliano Figueroa había fallecido en sus dependencias debido a un accidente, meses antes. Por otra parte, los estratos sociales altos, siempre proclives a los viajes a Europa y a las grandes mansiones, no habían sido capaces de crear otra institución que la supliera; miraban la enfermedad y la muerte con un fatalismo, que no hacía justicia a los avances de la medicina en la primera mitad del siglo.

La idea, lanzada casi al pasar, nacida de la desesperación, cuando sus funcionarios vaticinaban que sus salarios desaparecerían, empezó a cobrar fuerzas. Con esa misma pasión, que sólo los iniciados comprenden en su íntima dimensión, y que el doctor del Río llamó "Espíritu A.P.", los funcionarios, de capitán a paje, hicieron suya la campaña: trabajando horas extras; inventando medios para allegar recursos; haciendo rifas, fiestas, cantando, bailando; pero, por sobre todo, gozando de tener la oportunidad de empujar el carro.

El 20 de julio en la mañana todos los médicos fueron citados a la oficina del Dr. Aguilar. Los que estaban de turno debían acudir apenas éste terminara.

Carlos Navarro, recientemente recibido, hacía reemplazos como ayudante tercero en la Posta 2; se le encargó que operara una apendicitis aguda. Leonora había sido enviada desde la Central para manejar el instrumental, dado que la de Maule no contaba con arsenalera.

La operación resultaba más difícil que lo habitual; el apéndice no podía ser ubicado por Carlos ni su ayudante, un interno con menos experiencia que él. Cuando se aprestaba a pedir ayuda al médico jefe, después de, para Carlos, larguísimos quince minutos, Leonora que observaba la situación, se acercó, y le dijo:

—¿Le molesta que le ayude con los separadores?

Carlos, que deseaba ayuda de cualquier parte aceptó gustoso.

—Yo he visto que en estos casos es bueno agrandar la incisión hacía acá —señaló la muchacha.

A los pocos minutos apareció el apéndice y Leonora volvió a su lugar. «Le daría un beso», pensó Carlos con la frente empapada de sudor, buscando su mirada, pero ella arreglaba las pinzas como si la situación no tuviera importancia.

Terminada la operación Carlos estaba atrasado para concurrir a la reunión de la Casa Central, por suerte una ambulancia debía regresar a Leonora y le ofrecieron llevarlo. Él y la muchacha se fueron en la cabina posterior del vehículo. Carlos descubrió que Leonora sin la mascarilla del pabellón era muy hermosa. No es que no la hubiera visto antes, pero nunca la había tenido tan cerca.

—Cuando me sacaste del apuro en el pabellón te habría dado un beso —comentó Carlos, sintiéndose ya relajado después de la tensión de la operación.

—¿Y por qué no me lo das? —dijo ella riendo. Carlos se acercó y la besó suavemente en la mejilla, mientras Leonora se mantenía, inconscientemente rígida.

Carlos llegó atrasado a la reunión. Había algunas sillas para los jefes, los ayudantes estaban de pie. Se discutía la campaña que pensaba realizarse. Cada miembro de la institución debería aportar ideas; ayudar a hacer contactos con todos los sectores de la comunidad: periodistas, bomberos, militares, radios, artistas, industria, comercio, etc. Innumerables ideas debían concretarse. Se formó un comité de damas integrado por doña Julia Eyzaguirre de Calvo, presidenta de la Cruz Roja Chilena; doña Rebeca Gacitúa de Amesti y doña María Elhers de Martínez. Los médicos deberían hablar con sus esposas para integrarlas al comité.

La campaña duró un mes. No hubo actividad organizada de la ciudadanía que no escuchara el pedido de la A.P.; los diarios y revistas publicaron artículos sobre la colecta y sus motivaciones; se hicieron reportajes especiales a su trabajo; los periodistas fueron testigos de intervenciones quirúrgicas, atenciones a domicilio y salidas a recoger heridos; se lanzaron desde aviones miles de volantes impresos solicitando ayuda; los autobuses y tranvías tapizados de llamativos afiches alusivos; las tiendas céntricas fueron decoradas para la ocasión; se realizaron múltiples funciones de teatro a beneficio; hubo peleas de box, partidos de fútbol en el estadio de Ñuñoa; hubo bailes, fiestas, concursos, visitas del público a las dependencias de la Casa Central; desfiles de ambulancia haciendo sonar sus sirenas, precedidas por la "Decana", la más antigua de las máquinas en funcionamiento.

El 26 de agosto la Casa Central se mostraba especialmente activa. Los médicos, acompañados de sus esposas, integrantes del comité de ayuda, esperaban la visita del Presidente de la República. Alrededor de las 10 a.m., según lo anunciado, se hizo presente don Carlos Dávila, con varios de sus ministros. La visita duró dos horas y el Dr. Aguilar lo acompañó a todos los rincones que quiso conocer; los funcionarios los seguían atrás. Al entrar el grupo al pabellón, Leonora fue sorprendida, enrojeciendo, cuando el presidente la saludó de mano. De inmediato un periodista pidió permiso al mandatario para fotografiarlo con un grupo de damas en el cual quiso incluirla. Leonora, suavemente pretendió marginarse.

—No seas vergonzosa —la llamó una dama sonriente, tirándola del brazo —tú eres la más bonita.

Era la esposa de Daniel González, a quien Leonora había visto un par de veces.

La cantidad de dinero recogido colmó con creces todas las expectativas. La ciudadanía, incluyendo las colonias residentes vaciaron sus bolsillos; cooperó el modesto empleado público, incluso el menesteroso que sacrificó un pedazo de pan al entregar unos centavos, o el niño que dejó de saborear un dulce. La banca y la bolsa se hicieron presentes generosamente. Hasta el 24 de agosto se había reunido $430.750. Pero en días posteriores la cantidad siguió en aumento. El presidente Carlos Dávila prometió públicamente fondos fiscales para la conclusión de la Posta 3, cuyas obras permanecían inconclusas desde 1913.

Los dineros fueron contados públicamente, como era costumbre en la A.P. desde su fundación. Los valores obtenidos fueron registrados en libros de cuentas y sus destinos cabalmente precisados: $51.683,60 se gastaron en la habilitación del pabellón de fracturados para lo cual hubo que adecuar una casa anexa; se techó el garaje de ambulancias en la calle Sta. Rosa, que eran las antiguas pesebreras de caballos; también se compraron algunos vehículos. El resto del dinero se ocupó en continuar, parcialmente, las obras de la Posta 3, cuyos andamios carcomidos eran un monumento a la insensibilidad ciudadana y gubernativa.

En los trabajos ya descritos, la A.P. contó con la mano amiga y tenaz de don Alejandro del Río, quien a pesar del desaire sufrido con su alejamiento de la administración de la A.P., había aceptado formar parte del directorio de la Beneficencia. Desde allí, con su mismo vigor creativo, impulsó toda acción en favor de la Asistencia Pública, institución que, a pesar de ser sólo una de sus grandes obras, era su preferida sin lugar a dudas. Las cartas que envió desde su exilio en Francia, dolido, pero sin rencor, así lo prueban.

Otra vez el buen humor se dejó sentir en la A.P. La Luz Tapia reanudó su quehacer presuroso, demostrando especial alegría; el cabo Rubén Parra le había ofrecido matrimonio.

—Carlos Navarro me ha invitado a salir más de mil veces —le confidenció Leonora.

—¿Y? —le preguntó su compañera.

—Le respondí que sí.

—¿Qué va a decir el doctor González?

—Ya lo sabe, se entristeció, casi se pone a llorar ahí mismo, pero no le creo, quizás termine odiándolo...

La Luz Tapia la abrazó. —Si a Rubén le dan permiso nos casamos en marzo.

2

E l cabo Parra se movía inquieto, miraba la hora a cada momento, esperando ser relevado. En el bolsillo guardaba las argollas matrimoniales recién adquiridas. Inconscientemente las tocaba en la guerrera, percibiendo el pequeño volumen de la caja que las contenía.

César, el "Negro César", desde la cabina telefónica le hizo una señal llamándolo:

—Tenemos pa' largo mi cabo. Están llamando del "volteadero" de la esquina —dijo el Negro, con malicia.

Parra contuvo la respiración, apretando los puños. —Justo tenía que suceder ahora —murmuró para sí.

Momentos después llegó la ambulancia y la noticia corrió como un reguero de pólvora.

Ciertos hechos noticiosos policiales, aunque frecuentes en la A.P., adquirían una connotación especial, por ejemplo, las violaciones o agresiones a menores producían un indisimulado rechazo por el personal paramédico. Por el contrario, los hechos protagonizados por homosexuales, especialmente travestis, aunque fueran delictuales, desencadenaban bromas y se tomaban por el lado jocoso.

Esta vez se trataba de una mujer joven que venía totalmente desnuda, cubierta sólo con la sábana de la camilla.

—¡Herida torácica! —gritó el camillero. Todo el mundo se movilizó con presteza, como sucedía siempre que la sirena seguía sonando en el patio.

La muchacha estaba consciente, fría, pálida, respirando con dificultad.

—¡Dr. Rivera! ayúdeme a denudarle la safena para pasarle suero y si fuera posible algo de sangre —gritó Daniel González; dando una rápida mirada al grupo que asistía a la paciente, esperando que alguien se ofreciera como donante voluntario. Su mirada se detuvo en el cabo Parra que en un rincón de la habitación trataba, sin éxito, de conseguir algunos datos para redactar el parte policial.

—¿Ud. cabo ha dado sangre alguna vez?

—No pus' doctor a mí no me pillan ahora, ya van más de cien veces que me sacan sangre. Las cosas tienen que ser más parejas, digo yo —se quejó Rubén Parra.

Todo el mundo soltó una carcajada. La paciente, que permanecía con los ojos cerrados sin decir palabra y se negaba a dar su nombre, aparentemente, también sonrió.

—Te vas a salvar —le murmuró Daniel, al ver su mínimo gesto, pero sólo por decirle algo, pues íntimamente pensaba que se moría.

La muchacha tenía un orificio de bala en el pecho, supuestamente sobre el corazón; aunque este latía de lo más contento, lo que hacía sospechar que no había sido comprometido por el proyectil.

El doctor Ricardo Flores, ahora ascendido a jefe de turno entró a la sala de examen: —¿Qué hay Dr. González?

Daniel, mostrándole el orificio de la bala y por el estado del *shock*, era de opinión de operarla de inmediato.

—Espera Daniel, jamás olvidaré que una vez operé a un herido igual, sobre las baldosas de allí afuera. Ahora no lo volvería a hacer. Hemos aprendido que nunca la urgencia es tan extrema, siempre hay tiempo para llevar el enfermo a un examen de rayos y reevaluar la situación.

Un grupo de Carabineros había llegado a la A.P., venían del hotel, sitio de los sucesos, que ahora se aclaraban: La pareja acordó eliminarse; el hombre disparó contra la mujer, y creyéndola muerta, se gatilló un tiro en la sien, falleciendo de inmediato. El ruido atrajo a los dueños del hotel, quienes llamaron la ambulancia.

El cabo Parra tocó por enésima vez la cajita en su bolsillo.

«Tenía que suceder justo a ahora», pensó, untando la pluma en el tintero para dar comienzo a la redacción del parte reglamentario.

—N. N. —anotó, mientras murmuraba —Con razón se negó a dar su nombre la muy zorra—. La Luz Tapia lo estaba esperando. Tenía que suceder ahora.

No fue necesaria una gran operación; bastó colocar un tubo dentro del tórax para vaciar un litro de sangre allí acumulados.

—Es grupo II —dijo alguien, leyendo el informe recién llegado del laboratorio. Todas las miradas se dirigieron a Ricardo, a quien todos sabían de este tipo de sangre.

—Está bien —rezongó Ricardo, levantando la manga de su delantal, que disponía de un broche en el hombro, para así dejar descubierto el antebrazo, permitiendo un buen lavado de manos, ya que los guantes sólo se reservaban para el pabellón, siendo por lo demás un adelanto reciente.

Ricardo se tendió en una camilla contigua a la cama de la paciente; se le insertó una aguja en la vena y mediante una manguera y el bombeo de una jeringa Yube la sangre fue pasado a la vena de la muchacha. Ricardo colaboraba apretando rítmicamente el puño. No existían en 1933 los medios para conservar sangre, evitando su coagulación. Ya se conocía la clasificación de grupos y era frecuente que el personal de los hospitales, previamente clasificado, se viera obligado a actuar como donantes en casos de urgencia. También se usó el retransfundir la sangre de la misma paciente; siempre que la sangre se hubiera acumulado en alguna cavidad, sin haber salido del cuerpo, como en la cavidad pleural o peritoneal, pues allí tiene poca tendencia coagular; luego se la filtraba en una gasa estéril. Todas estas medidas heroicas, sin embargo, no disminuían la alta mortalidad de los accidentes y partos, cuando las hemorragias eran importantes.

El cabo Parra abandonó su guardia en la Central con una hora de atraso.

—Tenía que suceder justo ahora —refunfuñaba mientras esperaba el tranvía. Justo el día que se ponía las argollas.

3

E n el país los asuntos del estado, que tanto influían en los escuálidos bolsillos de los funcionarios públicos, parecían retomar un ritmo más normal. Arturo Alessandri, después de ser dos veces desterrado, había sido elegido Presidente. Los militares habían vuelto a sus cuarteles, aunque nadie podía asegurar por cuánto tiempo. Los fondos fiscales seguían exiguos. La cesantía poco a poco se batía en retirada y las salitreras volvían a funcionar. Sin embargo, el tifus exantemático hizo la última arremetida del siglo, ignorando que las cosas se estaban arreglando para los chilenos.

Todos los hospitales se vieron invadidos por los enfermos. Otra vez el Dr. del Río, desde el ministerio de salubridad dirige la campaña contra la epidemia, luchando al mismo tiempo contra sus años, que no habían pasado en vano, y sus propias dolencias que lo hacían sufrir mucho.

Era una tarde de invierno especialmente fría, Leonora, ya oficialmente de novia con Carlos Navarro, lo esperaba conversando con sus compañeras. Todas comentaban en diversos tonos las noticias de los periódicos sobre la chica baleada en el hotel galante. Ella se negaba a hablar y sencillamente no había pronunciado una sílaba, dejándose hacer el tratamiento indicado como si fuera un maniquí, sin oponer resistencia o formular una queja aún cuando algo le doliera.

—Se llama Leonora —igual que tú —le comentaban todos. Quizás por ello Leonora la había mirado con especial atención al comienzo, y con cariño los días posteriores, aunque tampoco lograra sacarle palabra. No obstante, el mutismo de la muchacha su historia sentimental era ampliamente conocida: El hombre muerto, agresor y suicida, era su propio suegro. Los diarios se habían encargado de informar, difamar e inventar pormenores; que vivían en una sola pieza de conventillo; que la relación era antigua y que, desesperados por no poder confesar su pecado, decidieron eliminarse.

La recuperación fue satisfactoria. Llegó el día del alta. Leonora vio de lejos que su homónima se vestía con ropa de calle, dispuesta a irse. Sin pensarlo se acercó a ayudarla y le pasó la peineta por el cabello en desorden; le guardó en un canasto algunos escasos efectos personales y tomándola del brazo la acompañó afuera, al patio central. En medio del abundante público, habitual a esa hora, Leonora distinguió de inmediato a un hombre joven, pobremente vestido, con una ancha cinta negra que le rodeaba la manga izquierda, con un niño pequeño en brazos y otro mayor de la mano. Él se acercó a recibir el canastillo que llevaba Leonora e hizo un ademán de saludar a su mujer, mientras el niño se aferraba a su falda. Ella continuó su paso lento de convaleciente, como si no los hubiera visto. Leonora los miró cuando se alejaban por la calle San Francisco, volviendo a su puesto en espera de Carlos, que aún no llegaba a buscarla como habían convenido.

Carlos llegó mucho después, cuando estaba francamente oscuro. En su cara Leonora leyó de inmediato que había ocurrido algo malo.

—¿Qué pasó Carlos?

—¿No lo saben?

—¡No!

—Amanda se nos acaba de morir de tifus, cuando todos pensábamos que estaba mejor.

Leonora que mantenía su noviazgo en semisecreto, conservando en público una distancia tácita, no soportó más la aflicción que le apretaba el pecho desde la tarde. Se agarró de la chaqueta de Carlos y se colgó de su cuello, a vista y paciencia de los funcionarios que estaban en el patio central, y tras un contenido gemido soltó el llanto. Carlos alarmado la llevó hasta la sala de examen para darle una poción bromurada como sedante.

—Pero si tú apenas la conocías —le reclamó con dulzura, acariciándole el cabello. Leonora sólo se calmó después de una hora.

Amanda González Salfate, Enfermera Primera, de apenas veinte años murió de tifus exantemático en agosto 1933. Trabajaba en la Posta 2, donde se contagió.

4

Con los excedentes de la colecta de 1932 se hicieron grandes progresos en la edificación de la Posta 3, pero los fondos fueron insuficientes. La caja del Seguro Obligatorio hizo un préstamo que permitió la terminación de la obra, comenzada en 1913 y abandonada por casi de veinte años. Este edificio fue diseñado adecuadamente para su objetivo: un servicio de urgencia, lo que lo diferencia favorablemente de la Casa Central, que debió crecer a base de adquisiciones-parches; adaptando casas colindantes con ingenio, para cumplir con los requerimientos de un hospital.

—Se dispone de 32 salas desnudas —comentaba un diario —y ahora se necesita habilitarlas, lo que es de alto costo, dado el gran avance de las técnicas médico-quirúrgicas.

La atención de salud en Chile se encontraba desperdigada en pequeñas entidades, como el Seguro Obrero, Ferrocarriles, Beneficencia y Empleados Públicos. Esto hacía que los recursos y responsabilidades se minimizaran, y que las buenas intenciones pregonadas por el ministro del ramo y el propio primer mandatario, no se concretaran.

—La necesidad tiene cara de hereje —comentó Daniel entre sarcástico y dolido al discutir el proyecto de una nueva colecta. Estaba molesto, acababa de leer un artículo en un diario reclamando por la mala atención en la A.P. Los periodistas de la época, herederos del anarquismo reciente, altamente politizados, daban amplia publicidad a los reclamos, generalmente de los más pobres, rechazados de los hospitales, incluso de la misma A.P., cuyas capacidades ya eran sobrepasadas por la población en constante aumento. La prensa no era consecuente, callaba las verdaderas causas. Nunca destacó que desde su inicio se consideró la necesidad de cuatro postas para Santiago, tampoco recordaba la responsabilidad de la comunidad en la solución de los graves problemas que a todos competía.

Así como la Asistencia Pública nació del clamor, tesón y testarudez de unos pocos pioneros y personas con verdadero sentido social, el Seguro Obligatorio fue producto de un parto similar. El Dr. Exequiel González Cortés, debió soportar críticos ignorantes y la incomprensible apatía de amplios sectores; incluso sus ideas fueron combatidas por la clase obrera, por ser don Exequiel parlamentario conservador y ver en su obra la destrucción de sus "Mutuales", pequeñas entidades que pretendían solucionar sus problemas de salud, ignorando la prevención y los adelantos de la medicina social.

La terminación y habilitación del local de la Posta 3, que cubriría las necesidades de las comunas proletarias de Yungay y Quinta Normal, fue lograda con un préstamo del Seguro Obligatorio; y despertó la solidaridad pública una vez más, dando origen a una nueva colecta. Respondieron los sectores más pudientes, los mismos que financiaban los diarios que publicaban paradojalmente los reclamos.

—A mí me da un poco de pena —acotó Daniel —que tengamos que recurrir a la caridad pública como limosneros, como si el dinero fuera para nosotros, cuando yo pienso, que es un deber del Estado dárnoslos fondos que necesitamos para atender correctamente a nuestros enfermos.

Se produjo un silencio. Flotaron en el aire varias observaciones y proposiciones a los comentarios de Daniel, pero se impuso la disciplina y continuó la reunión.

Debería planificarse la nueva colecta usando la experiencia del año anterior, y apelar otra vez a los sentimientos de la comunidad, desechando las pretensiones de ayuda estatal que se habían estrellado con otros intereses por 25 años. Se formó un "Comité de honor" integrando por don Luis Salas Romo, ministro del interior; Gustavo Ross, de hacienda; Julio Bustamante, intendente; Guillermo Labarca, alcalde; Dr. Luis Aguijar, director de la A.P. y doña Carmen Concha de Landa, presidenta de la comisión organizadora.

La comunidad se movilizó otra vez; circularon los tranvías con carteles alusivos, uno de ellos revestido con cartones simulaban un barco enarbolando banderines con el logotipo de la A.P.; hubo desfiles por las calles céntricas de ambulancias sonando sus sirenas; se distribuyeron cientos de alcancías en el comercio santiaguino para que el público depositara su óbolo, cualquiera que fuera su monto. El maestro Armando Carvajal y el joven pianista chileno Claudio Arrau realizaron un concierto a beneficio; los clubes y organizaciones extranjeras; y sin faltar los más pobres dieron cuanto podían en beneficio de la institución.

Los días 24 y 25 de agosto, públicamente, se contaron los fondos recaudados. Más de medio millón de monedas de 10 centavos dejaron en claro la solidaridad de los humildes.

Daniel González organizó la recolección de fondos en la Milicia Republicana, de la cual formaba parte. Era ésta una brigada paramilitar que contaba con la simpatía de Alessandri y formada por 30.000 jóvenes que pretendían impedir un nuevo golpe militar. Al saberse el resultado de la colecta, que colmaban con creces las necesidades, Daniel se emocionó y sin poder disimularlo, olvidando su uniforme de aguerrido brigadista, abrazó al primer compañero que tenía a su lado: — ¡Este es el Chile que quiero! —exclamó.

La habilitación de la Posta 3 significó salas de exámenes, equipos de Rayos X y un moderno laboratorio y, por cierto, la ampliación de la planta del personal que debía cubrir esta nueva sucursal.

El sábado 14 de septiembre a las 11:30 hrs. en ceremonia presidida por Don Arturo Alessandri, ministros, intendentes y alcaldes, fue inaugurada por fin.

Entre los discursos se destacó el del director, Dr. Luis Aguilar, quien hizo una reseña de la institución, homenajeando a su creador, fundador y su antecesor en el cargo, Dr. Alejandro del Río; ese hombre que aunque alejado de la dirección de A.P. seguía siendo su ángel tutelar. Con sus palabras el Dr. Aguilar dejó en claro ser su digno sucesor.

Los asistentes fueron generosos en aplausos. Bendijo el local el nuncio apostólico. Se terminó con una copa de champaña, brindando por el éxito de la flamante Posta 3.

En medio de los floridos discursos no faltaron las promesas, como la construcción de un ferrocarril subterráneo que uniera la Estación Central con la Estación Mapocho, ya que su trayecto a nivel de superficie era causa de diarios accidentes, siendo los amputados y niños atropellados una noticia habitual.

Carlos Navarro alzó su copa sin soltar la mano de Leonora. Con la ampliación de la planta había sido contratado como ayudante segundo y la boda había sido fijada para ese mismo mes, el mes de septiembre, el de la primavera de la patria.

5

El primer hijo de Leonora nació en 1936. Un varoncito de 3.700 gramos. El parto fue tan rápido que apenas alcanzaron a llegar a la maternidad del Salvador, a las 3 de la madrugada, cuando lógicamente Carlos estaba de turno y debió pedir permiso y partir volando.

Feliz, Carlos Navarro, contaba la historia del parto a quien quisiera escucharlo, y también a quien no tenía nada que ver, como eran sus pacientes. El niño fue bautizado como Carlos Andrés y sus padrinos fueron el Dr. Ernesto Rivera y la Luz Tapia. Carlos aseguraba que el pequeño sería doctor como su padre. —En 25 años más los adelantos de la medicina serán inimaginables, las sulfas habrán progresado hasta aniquilar las infecciones —augurada Carlos —con el

Neosalvarsan desaparecerá la sífilis. Será cosa de obligar a todos los chilenos y extranjeros que lleguen al país a colocarse la inyección con lo que se acabará el problema. La traumatología ya está tan avanzada que es cosa de ver las maravillas que hacen los alemanes e italianos.

—Supongo que la alusión no tiene nada que ver con el nacional socialismo —lo interrumpió el Ratón Rivera.

—Yo no he dicho eso, ni lo sueñes; hablo sólo por las publicaciones aparecidas en las revistas y por lo que nos ha relatado el Dr. Gustavo Vergara, será necesario que alguien empiece a especializarse en el asunto de los huesos rotos…

Como era costumbre en las reuniones sociales, los médicos se agrupaban y hablaban solamente de medicina. Hacía pocos días el Dr. Ernesto Frías, recién llegado de EE.UU. había disertado en la Casa Central sobre anestesia en circuito cerrado y las ventajas del ciclo propano sobre el éter. Significaba este sistema el abandono del aparato de Ombrédanne, que desde la fundación de A.P. manejaban los más jóvenes del turno. Los nuevos artefactos o máquinas de anestesias como se las designaba, debían ser usados sólo por médicos adiestrados, anestesistas o anestesiólogos. Tanto adelanto obligaba a neologismos.

Ernesto y Carlos continuaron con los tópicos médicos por un rato, sin tocar la política doméstica que estaba relativamente en calma los últimos tres años. Sin embargo, los acontecimientos mundiales eran tan espectaculares que producían, especialmente en los jóvenes, una reacción euforizante, cualquiera que fuera las simpatías del aludido; nazismo, fascismo, comunismo o socialismo. Se tenía la sensación que las ideas nuevas estaban cambiando al mundo. Era cosa de ver a la Unión Soviética, de la cual se contaban tantas atrocidades, que era defendida a ultranza por sus parciales; o el avasallador avance de la Italia de Mussolini, convertida en pocos años en una potencia mundial. Para qué hablar de Hitler con su uniforme gris, como se le acostumbraba ver en los noticieros. Incluso a José Antonio, como lo llamaban sus admiradores de la Falange española, al joven Primo de Rivera; pero sin duda era la guerra civil española la que lograba tocar las fibras sentimentales y no sólo filosófica del asunto. La madre patria era sentida con dolor, y sus acontecimientos seguidos con igual angustia por moros y cristianos. Las ideas que ahí se batían a muerte tenían aquí sus representantes: El Partido Comunista había nacido oficialmente en 1922; el socialista, en 1933, aunque sus simpatizantes existían desde siempre. La derecha se concentraba en los partidos tradicionales, los que ahora increíblemente apoyaban al viejo León de Tarapacá, el mismo que fuera motejado de bolchevique por la aristocracia de los años 20. Sin embargo, en el seno de la derecha se gestaba un movimiento de rebeldía entre los jóvenes, a quienes sólo su catolicismo les impedía abandonar el Partido Conservador. La difusión de las encíclicas sociales de la Iglesia los había hecho alejarse de sus mayores. Adoptaron el nombre de Falange, sin ocultar en sus emblemas y gestos sus simpatías por su similar española. El nacional-socialismo criollo fue, aunque lo negara, el grupo más influenciado externamente, llevaban uniformes, insignias y banderas calcadas de los nazistas. La violencia física era el método para imponer sus ideas, tomando en sus manos la ejecución de la justicia, según sus particulares puntos de vista.

Su "jefe" calificaba de "Portaliana" su doctrina, sin poder explicar su acción de levantar extendido el brazo derecho en ridícula caricatura de Hitler.

Carlos había sido tentado por el radicalismo, doctrina movida por las ocasionales mayorías en multitudinarias asambleas.

—No existe la verdad absoluta, lo que hoy nos parece verdadero podemos negarlo mañana, pues el hombre y sus ideas evolucionan —repetía Carlos. Ello se lo había escuchado desde niño a su padre, un antiguo masón que oscilaba, igual que su partido entre la izquierda y la derecha.

Ernesto Rivera, aquel que acompañara a Jaime Pinto a repartir panfletos un rato antes de su muerte, para la caída de Ibáñez, había evolucionado hacia la izquierda. Su causa lo hacía plantearse ahora la loca, pero no original idea de irse a España, a luchar por los republicanos. Hacía pocos días había tenido un ingrato intercambio de opiniones a la hora del tóxico, con Ricardo Flores, quien defendía la posición del Partido Conservador; que abogaba ni más ni menos por la supresión del sufragio universal, siguiendo los acuerdos de la última convención conservadora. El sufragio universal era la causa del comunismo, que infiltraba la sociedad y hasta la Iglesia en los últimos tiempos, había señalado su líder en un discurso, y Ricardo que cada día lo creía más lo repetía ante un incrédulo auditorio.

—Sobre política y religión no se debe discutir —los interrumpió Leonora, pasándole el niño a Carlos y disolviendo un grupo de hombres, que tenían abandonadas a sus mujeres.

—Pero si no es discusión —se defendió Rivera.

—Entonces a bailar —dijo ella, tirándolo de un brazo.

Carlos con el niño en brazos, insinuó unos pasos de foxtrot.

—También serás doctor, si Dios quiere —le dijo, besándolo ruidosamente en el cuello; y olvidando de paso, con la mención al Creador, la disputa tenida con Leonora por su oposición al bautizo del pequeño Carlos Andrés.

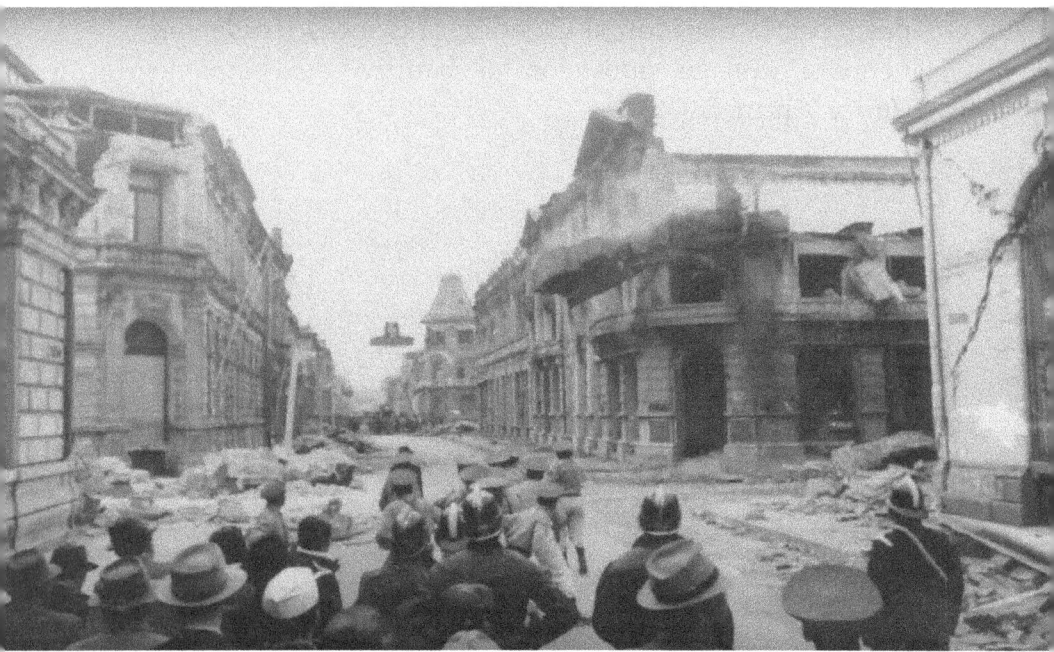

El terremoto de Chillán de 1939.

6

E l Frente Popular, se formó en 1938 para postular a Pedro Aguirre como candidato opositor; la derecha apoyaba al ministro de hacienda Gustavo Ross. Carlos, como radical, corría desde el hospital Salvador a la Posta 3, a su consulta de la Alameda abajo o a sus ayudantías en la clínica Santa María, y de ahí a la sede del partido; para trabajar por la candidatura de don Pedro. Para entonces Carlos Andrés pronunciaba ya sus primeras palabras y Leonora, que esperaba a su segundo hijo, había dejado de trabajar. Ernesto Rivera, que nunca se había ido a España, trabajaba también por el Frente Popular, después que, desde Moscú, llegó la orden de formar alianzas con los partidos burgueses para combatir el fascismo. En España la sangre desbordaba las fronteras y teñía los mares, miles de ciudadanos se refugiaron en otros continentes. También llegaron a nuestras costas barcos atestados de dolor y recuerdos horrorizados. Los vientos de guerra no pudieron ser detenidos por la cordillera que la naturaleza impuso como frontera, pues ahora cruzando el cielo llegaban volando las alarmantes noticias. Un Frente Popular nacía aquí sin mayor retraso que sus similares europeos. Sólo el Nazismo logró escaso éxito entre las ideas en boga, aunque en algunas provincias australes, donde la inmigración alemana se había asentado, reclutó mayores adeptos. El general Ibáñez, que se mantenía en su exilio atento a los movimientos políticos domésticos, había regresado y levantado su candidatura entre amigos personales y simpatizantes de las clases populares; también fue apoyado por los nazistas criollos, sin que ello significara que el general comulgara con su ideario.

Para septiembre, cuando la primavera empezaba a limpiar el cielo. Leonora cumplía tres meses de embarazo; mientras que la Luz Tapia tenía la sospecha de estarlo y con el retraso de apenas una semana, ya quería sentir las náuseas y antojos de la preñez. Aún no se lo había contado a Rubén hasta estar segura. Al cabo Parra le habían redoblado las guardias por el ajetreo de la campaña presidencial.

—Por suerte faltan menos de dos meses —se había quejado el Cabo, mientras se tendía en la cama—. Entre tus turnos y mis guardias mejor que nos dejemos una foto, para no olvidarnos que somos marido y mujer.

La Luz Tapia a duras penas se aguantaba las ganas de contarlo todo de una vez.

—Total a uno, cualquiera que gane le da lo mismo, no tenemos derecho a voto siquiera.

La Luz Tapia dio un salto. —¿Y nosotras acaso tenemos derecho, o no trabajamos igual que los hombres?

Rubén se largó a reír. —Otra vez con eso —le dijo abrazándola, mientras ella se defendía entre reclamos y risotadas. Entonces no aguantó más y se lo dijo. Rubén Parra la besó por largo rato, mientras las lágrimas le bajaban hasta los bigotes. Así se quedó dormido. La jornada había sido pesada, los partidarios de Ibáñez se habían congregado multitudinariamente en la Alameda y por horas, debió permanecer de pie en prevención de desórdenes.

En la A.P. el 5 de septiembre comenzó con el movimiento normal de los lunes, en que las consultas aumentan por los muchos que, debido a excesos etílicos de fin de semana, pretenden excusar la ausencia al trabajo.

Al medio día ya había bajado el número de consultas, cuando se dio la alarma: se hablaba de un golpe de estado, los nazistas pretendían derrocar el gobierno. Las primeras informaciones eran confusas, todos querían saber algo más. Las radios informaban que los amotinados se habían tomado la casa central de la U. de Chile y el edificio del seguro obrero; tenían de rehén al rector don Juvenal Hernández y a los empleados del Seguro. Un carabinero había sido fríamente asesinado.

La Luz Tapia se movía inquieta, pues Rubén no estaba destinado a la A.P. por esos días.

Poco a poco comenzaron a hacerse presente los funcionarios de la A.P. que no estaban de turno. Era obligación moral y reglamentaria presentarse en casos como éste.

Las calles céntricas estaban bloqueadas por Carabineros y militares; la locomoción había sido suspendida. A los funcionarios de la A.P., aunque mostraban sus credenciales, no se les permitía cruzar el cerco, obligándolos a grandes rodeos para llegar.

—Alguien podía haber traído una radio —se quejaba la Luz Tapia, preguntando novedades, cada vez que un funcionario llegaba de la calle.

Rubén Parra con la carabina en las manos, junto a sus compañeros de la 6.ª y algunos de la 1.ª formaban una larga fila que atravesaba la Alameda a la altura de Arturo Prat. Él también ignoraba detalles de los sucesos. Escuchaba disparos desde diferentes puntos, pero no tenía una clara conciencia de ello, quizás porque a cada momento recordaba la conversación con su mujer la noche anterior. —Vas a ser papá —le había dicho la Luz Tapia y él casi suelta la tetera que llevaba en ese momento. Su grupo había recibido la orden de impedir el tránsito, del interior de la universidad surgían disparos, al parecer con armas cortas. Desde su ubicación vio cuando tropas del Ejército colocaban un cañón apuntando a la gruesa puerta de madera que poco después caía con estruendo hecha trizas. Desde ese momento las órdenes fueron múltiples: Primero se les indicó avanzar. Rubén con la bala pasada y el dedo en el gatillo alcanzó a correr unos 50 metros hacia la puerta, mientras un grupo de militares y carabineros ya habían entrado al recinto disparando sus armas a discreción. Vino entonces la contraorden y debió volver a su paradero primitivo. El corazón le latía en forma alarmante. Nunca había tenido necesidad de dispararle a un ser humano.

Momentos después vio salir entre golpes y culatazos a una veintena de muchachos con las manos en la nuca, se acercaron a su posición y doblaron por Arturo Prat. Se los llevaban a la 6.ª Comisaría. Había gran movimiento de uniformados y algunos civiles, cuyas conversaciones Parra no lograba escuchar. Sorpresivamente la columna de muchachos detuvo su avance pasando cerca de él, regresaban. Sus integrantes, a los que ahora pudo mirar uno a uno, eran todos muy jovencitos, serios, mostrando en el rostro tensión y temor.

—Los llevan al edificio del Seguro —escuchó Rubén.

—¿Y para qué? —preguntó a su vecino más cercano, quien sólo levantó los hombros en señal de ignorarlo, agotado por la tensión. Debieron permanecer por dos horas en la misma posición, sintiendo que la carabina pesaba cada vez más.

—En la universidad hay como siete muertos —se comentaba, pero Rubén no vio los cadáveres —los sacaron por un costado —llegaban informes desde la esquina.

Los disparos desde el Seguro se hacían por momentos más seguidos. Era claro que se estaba usando ametralladoras. Había una verdadera guerra dentro del edificio.

A las 4 de la tarde se recibió en la A.P. un pedido de ambulancia para atender a un civil herido en la refriega. El Dr. Moisés Díaz Ulloa se ofreció para acudir al servicio, ya que en casos de accidentes o disturbios se agregaba un médico al personal de ambulancia. En escasos minutos el vehículo recorrió la distancia entre San Francisco y Agustinas; con algunas dificultades pudo atravesar las barreras de Carabineros y militares apostados en las calles adyacentes. En la entrada del edificio, entre la reja de fierro y la mampara de vidrio, el Dr. Díaz Ulloa fue detenido y no se le dejó pasar, pese a su porfiada y hasta temeraria insistencia. Luego de muchos intentos infructuosos, decidió volver a la A.P. Rubén desde su puesto en la Alameda vio pasar la ambulancia. La carabina ahora le pesaba una tonelada. La llegada de la ambulancia al patio de la Central se vio rodeada de médicos y funcionarios ávidos de noticias.

Moisés Díaz, fuera de sí, declaró a quien quisiera oírlo sacándose el delantal —no van a llegar heridos, los están rematando—. A otras preguntas, respondió: —Están disparando a los heridos, he oído sus gritos y los disparos de pistolas.

Veinte minutos después de la llegada del Dr. Díaz Ulloa, los doctores Aguilar y de Amesti partían en el Coupé a la Intendencia, para informarse personalmente de los sucesos. Regresaron pronto. El Intendente no aceptaba el ofrecimiento de auxilio médico.

—No va a ser necesario —había manifestado.

No hubo noticias hasta las 23 horas, cuando ingresaron tres sobrevivientes encontrados entre los cadáveres, y luego un cuarto. Los médicos y el personal que reforzaban el turno no conocieron pormenores y los sobrevivientes fueron trasladados en la madrugada al pensionado del hospital El Salvador.

La Luz Tapia no hallaba a quien confiar sus aprehensiones, surgidas de las acciones espeluznantes que se atribuían a Carabineros.

El juez militar que se nombró para instruir el sumario correspondiente, con una desfachatez muy propia, sencillamente lo caratuló: "Maltrato a Carabineros y homicidio del carabinero Salazar". Prohibió a las radios informar sobre el asunto y varios diarios y revistas fueron clausurados e incluso destruidas sus instalaciones. El presidente Alessandri dio su versión por cadena radial: "Varios subversivos se habían matado entre ellos".

El ministro del interior Salas Romo felicitó públicamente a Carabineros por su "heroica labor".

Rubén estuvo toda la noche con su carabina en la misma calle, siendo relevado sólo en la mañana.

El estado de sitio había sido aprobado durante esa noche, con los votos en contra del Frente Popular.

Rubén permaneció acuartelado durante seis días. Al llegar a su casa la Luz Tapia, que planchaba en ese momento, corrió a abrazarlo, sin poder reprimir el llanto. Rubén se sacó bruscamente la gorra, tirándola al suelo y pateándola, mientras entre sollozos profería maldiciones.

La elección presidencial fue ganada por estrecho margen por Don Pedro Aguirre Cerda. Ibáñez había renunciado a su candidatura después del 5 de septiembre, aunque su presunta participación en los acontecimientos fue negada terminantemente por Jorge González Von Marees, cabecilla de los nazistas, quien se declaró el único responsable de la revuelta fracasada. Los nazistas viéndose sin candidatos ordenaron a sus huestes votar por el Frente Popular, sus enemigos naturales. La estrecha derrota del candidato oficial dejó en claro la gravitación que tuvo el 5 de septiembre en la elección. Carlos y Ernesto se abrazaron celebrando la victoria electoral. Para el primero significaba el triunfo de la clase media, de la cual se sentía representante. Para Ernesto era apenas el primer paso en el despertar del pueblo en busca de la meta final, para la cual se debía seguir trabajando, la derrota de la burguesía está aún lejana aclaró, para luego extenderse en una larga reflexión que Carlos no quiso escuchar.

El parlamento debía confirmar el triunfo. Después de largos cabildeos y las habituales acusaciones de fraude, don Pedro fue proclamado, cuando el Ejército, por medio de su Comandante en Jefe, declaró que el resultado no podía ser desconocido.

7

El asunto del Seguro Obrero seguía en el tapete de las discusiones. Los representantes de Frente Popular exigían una aclaración de los hechos. Las pruebas se acumulaban acusando a las autoridades. Pero la naturaleza se encarga cada cierto tiempo de recordar a los hombres sus limitaciones. Y todo quedó para otra oportunidad, cuando el 24 de enero de 1939 en la noche, un sismo violentísimo sacudió a Chillán y pueblos vecinos. Toda la zona quedó aislada de la capital. Las primeras noticias sobre las gigantescas proporciones del terremoto se conocieron por medio de los radioaficionados. La comunidad olvidó por un momento sus viejos rencores. De todos los rincones surgieron las manifestaciones de solidaridad. Sin embargo, para la atención de los heridos, sólo la A.P. tenía la capacidad de asumir esa tarea, dada la rígida disciplina que por más de 25 años mantenía entre su personal médico y subalterno. Nadie tenía, no obstante, la experiencia de un cataclismo semejante, ni siquiera en la A.P., ya que, para el llorado terremoto y posterior incendio de Valparaíso, en 1906, aún no existía; y a pesar que los servicios sanitarios de la época, muy rudimentarios, se mostraron incapaces de afrontar la emergencia, ello no motivó a nadie a prevenir futuros desastres, sabedores, todos, de su alta ocurrencia en el país.

La A.P. sacó la cara por los chilenos. Antes de 24 hrs. de ocurrido el terremoto, a bordo de un avión trimotor de Panagra, volaban a la zona del desastre, 22 médicos, 8 enfermeras, 2 practicantes, y un chofer. Que muchos de ellos nunca habían volado no era de extrañar, puesto que el hombre no hacía muchos años que había conquistado el aire. El piloto americano que comandaba el avión y que nunca había hecho esa ruta, debió seguir la línea del ferrocarril para llegar a su destino. Junto al equipo médico de la A.P. se movilizó el Ejército y la Cruz Roja chilena con sus voluntarios.

Don Manuel Martínez Gutiérrez, a la sazón de 41 años, médico jefe de la Posta 3 desde su fundación, fue designado a cargo del equipo de emergencia.

El transporte aéreo fue sólo una parte de la ayuda; por tierra se enviaron ambulancias, camiones del Ejército y particulares, que se movilizaron con material de abrigo y construcción; por ferrocarriles se enviaron equipos de salvataje.

La Luz Tapia, sin consultarlo con Rubén, se ofreció de voluntaria; pero su vientre que ya hacía manifiesto su embarazo, hizo que su demanda no fuera considerada. —Pero no te preocupes, Luz Tapia —le dijo sonriendo el doctor Aguilar —aquí también haremos falta, ya que debemos traemos a los heridos más graves.

Carlos Navarro estaba especialmente silencioso mientras almorzaba. Leonora tenía fecha de parto por esos días.

—¿También quieres ir, no es cierto? —le preguntó, adivinando su aflicción. Carlos no respondió y bajó la mirada enrojeciendo.

—Si es por mí, yo estaría orgullosa que lo hicieras, María Angélica esperará tu regreso para nacer.

Carlos dejó el plato, que apenas había tocado, la besó en la frente y le acarició el vientre; descolgó del perchero el sombrero de fieltro gris con cinta negra, que Leonora le había regalado para navidad, y con el rostro completamente cambiado, partió corriendo a la A.P.

Carlos Navarro no quedó seleccionado. Junto a don Manuel Martínez viajaron los doctores: E. Frías, S. Araneda, J. Sanhueza, P. Pina, E. Peterman, J. Michel, O. Monasterio, G. Vergara, A. del Solar, M. Baeza, O. Avendaño, G. Cabrera, M. Tello, E. Fritis, C. Schastebeck, H. Berg y O. Urzúa; y las enfermeras: Berta Salinas, Betzabé Nieto, Guillermina Vargas; los practicantes: C. Castañeda, P. Lobos y el chofer Parra.

Se llevó equipo para operar, atender partos, inmovilizar fracturados y practicar transfusiones. El doctor Sergio Araneda iba a cargo de las transfusiones, llevaba frascos con una nueva solución que permitía que la sangre no coagulara y así podía ser guardada por algunos días. Método recién puesto en práctica en la guerra civil española en pleno campo de batalla.

La destrucción era similar a un bombardeo. Dos tercios de la ciudad estaban en el suelo; esto incluía la iglesia, el hospital, escuelas y casas particulares. No había electricidad ni agua potable. Los equipos de salvataje removían escombros en busca de probables sobrevivientes. La cantidad de fracturados era altísima. La morfina para aliviar los dolores se había terminado.

El doctor Martínez organizó su equipo en turnos. Con ayuda de militares se despejaron algunas salas del destruido hospital; allí se ubicó un pabellón de cirugía, otro para atender partos y una sala especial para inmovilizar fracturados.

De los poblados vecinos llegaban los heridos en carretas de bueyes. La moral de la población era muy baja en los primeros días, pero el intenso quehacer y tantas necesidades que apremiaban hicieron que la gente olvidara su propio dolor y empezara a trabajar con nuevas esperanzas.

Los heridos más graves, especialmente fracturados, cuya evolución se presumía demasiada larga para cumplirla en una vieja sala, que cualquier temblor posterior podría derrumbar, se trasladaban a Santiago.

El doctor de Amesti en el aeropuerto de Los Cerrillos, personalmente, esperaba a los heridos y vigilaba su traslado. Llegaban en avión y de ahí en dos ambulancias dispuestas sólo para esta función eran llevados a la A.P. Traían colgando del cuello una especie de collar con sus datos personales e historia clínica. Algunos cuya salud lo permitía, eran traídos por ferrocarril; Ricardo y Ernesto fueron responsables de su recepción en la estación Santa Elena, ubicada en la Plaza Italia. Tantos los aviones, como el ferrocarril, llevaban de regreso el material esterilizado en la A.P., el que se iba recambiando en cada viaje.

Como la A.P. no era capaz de absorber tal cantidad de heridos, todos los hospitales de Santiago debieron disponer camas para este efecto. Algunos pacientes eran llevados desde el mismo aeropuerto al hospital. Todas estas decisiones eran tomadas personalmente por don Félix o don Luis Aguilar, quienes también habían organizado la recepción en esos recintos.

La magnitud de la catástrofe fue tal, que despertó con presteza la solidaridad mundial, especialmente de nuestros vecinos. Argentina además de enviamos medicamentos y equipos, nos mandó a su mejor gente para colaborar con su tiempo, paciencia y cariño. Los traumatólogos doctores Ottolengui y Lagomarcino trabajaron con el doctor Aguilar en el San Borja, mientras el doctor Meana lo hacía en el Salvador con el doctor de Amesti. La estadía de los extranjeros fue altamente provechosa, tomando en cuenta que la traumatología en nuestro medio era una especialidad en nacimiento, que recién se desprendía de la cirugía general, de modo que todos los cirujanos la practicaban, aunque algunos se dedicaban especialmente a ella, como era el caso del doctor Gustavo Vergara que había hecho cursos en el extranjero, enviado por el doctor Aguilar, quién también tenía cierta debilidad por los huesos rotos.

Debido a su especialización el doctor Vergara fue elegido para viajar a Chillán.

Por las noches el personal médico debió alojar en carpas del Ejército. La tierra seguía temblando y los pobladores, que ya habían visto destruidas sus viviendas, dormían en las calles, tendiendo sus colchones en las plazas y sitios baldíos, lejos de posibles derrumbes. Se cocinaba en braseros.

Fueron doce días dramáticos, trabajando intensamente en lo asistencial y en lo humano, reconfortando a quienes, a veces, lo habían perdido todo, incluyendo familiares.

Se atendieron 1.248 pacientes, 424 de ellos fracturados. El doctor Martínez trajo sus estadísticas, que fueron presentadas en la Sociedad de Cirugía. Como parte de su informe destaca la necesidad de organizar un equipo que estuviera permanentemente entrenado para enfrentar catástrofes. Fue muy aplaudido y felicitado, pero sus ideas quedarían durmiendo en espera de nuevos sismos, nuevas catástrofes, nuevos muertos.

Los aplausos para la A.P. y a otras instituciones nacionales y extranjeras, por su labor en Chillán, fueron ampliamente destacados por la prensa. Don Manuel Martínez distinguido cirujano, profesor y gran organizador, era una persona muy sobria y lo demostró cuando, asediado por periodistas, se limitó a responder que sólo había cumplido con su deber, y que sus informes eran únicamente para conocimiento de sus jefes y Sociedad de Cirugía. Así volvió, sin mayores alardes, a su puesto de médico jefe de la Posta 3.

8

Para la A.P. los acontecimientos con gran carga afectiva no terminaron con el terremoto. Junto con aclamar como héroes el regreso desde Chillán de sus funcionarios, la salud del más destacado de sus miembros se apagaba. A los 72 años don Alejandro del Río arrastraba penosamente sus dolencias por largo tiempo. Sus médicos de cabecera seguían siendo sus fieles colegas de A.P., de Amesti y Aguilar. Alejado de la cosa pública unos años antes, siguió manteniendo con ellos relaciones afectivas, de hecho, sus consejos para habilitar la Posta 3, siempre fueron bien acogidos. A pesar de estas buenas relaciones, don Alejandro mantuvo inquebrantablemente su promesa de no volver a pisar la A.P. Sólo una vez la rompió, cuando visitó a su amigo enfermo el Dr. Gregorio Amunategui.

El 5 de febrero falleció el Dr. del Río, quizás saboreando la mayoría de edad alcanzada, en el terremoto de Chillán, por su más preciada creación: La Asistencia Pública. El sentir de sus funcionarios, del gobierno y de la comunidad toda se manifestó como correspondía a un hombre de tan dilatada y fructífera acción en beneficio de sus semejantes. De inmediato la Junta de Beneficencia en sesión extraordinaria decidió, con toda justicia darle su nombre a la Institución que desde ese día luce, con orgullo el título de:

"ASISTENCIA PUBLICA DOCTOR
ALEJANDRO DEL RÍO"

De un edema pulmonar murió don Alejandro; es ésta una situación muy angustiosa en la cual el paciente muere ahogado por secreciones que inundan los bronquios. El origen de todo está en una falla del corazón.

Del riquísimo currículum que atesoró en su laboriosa vida debe destacarse: Fundación de la Asistencia Pública; del hospital Arriarán; de una escuela de enfermeras; y de la primera escuela de asistentes sociales de Latinoamérica. Reformas a la enseñanza de las escuelas de medicina, enfermería, asistentes sociales y farmacia; fue ministro de estado; director de la Beneficencia; profesor de bacteriología, higiene y otorrinolaringología de la escuela de medicina. Pero, por sobre todo, fue un hábil y revolucionario reformador. Modificó los conceptos médicos sobre prevención y recuperación de la salud, educación, nutrición y recreación de la madre y del niño. Creó el primer jardín infantil de Chile, en una época en que el mencionar algo así provocaba más risas que asombro. Desgraciadamente la anarquía política, con sus sucesivos cambios de jefaturas, paralizó muchas de sus iniciativas aprobadas con grandes esfuerzos; además que la crisis económica reinante contribuyó a su postergación. Así tenemos que la aplicación de muchas de sus ideas sólo pudieran materializarse diez y veinte años después, con la creación del Servicio Nacional de Salud (SNS).

Siempre consecuente, el Dr. del Río, reconociendo su ya deteriorada salud, había renunciado a sus múltiples tareas oficiales, años antes de su muerte.

Enumerar en unas pocas líneas su obra reformadora de medio siglo dedicada a una lucha en múltiples frentes es, sin dudas, injusto y pretencioso. Cada una de sus realizaciones, involucraba una cantidad de esfuerzo y meticulosidad asombrosos; por ejemplo, fundar la Asistencia Pública no fue sólo encontrar una casona de estructura y ubicación adecuadas y poner unos cuantos profesionales a laborar. Los detalles más ínfimos estaban solucionados por la preocupación inteligente y minuciosa del doctor del Río: La cantidad de animales para la tracción de los carros; el tamaño de las pesebreras que debían cobijarlos; la calidad del pienso para su alimentación; los cocheros, los camilleros; la distribución horaria de los turnos y un acabado reglamento que regulaba la jerarquización y correspondiente responsabilidad de cada funcionario. Todo estaba previsto y realizado personalmente por él.

Este sintético bosquejo nos hace suponer que en 50 años probablemente no tuvo un día de descanso.

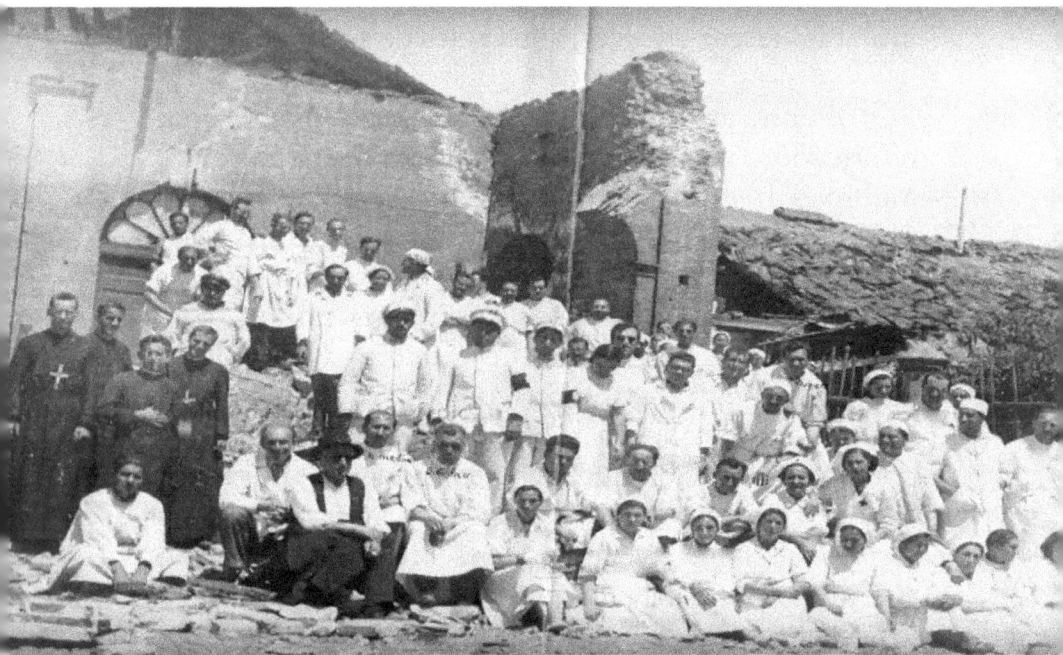

Personal de la Asistencia Pública despachado como
ayuda para el terremoto de Chillán de 1939.

9

En febrero del 39, falleció don Alejandro no
alcanzando, por suerte, a presenciar la grave
crisis que se gestaba en la A.P. Aunque quizás,
un hombre de su cultura, que hablaba y escribía cuatro
idiomas y conocía, por sus muchos viajes, la evolución
dolorosa de la humanidad podría haber comprendido
mejor que muchos de sus contemporáneos, los cambios
ideológicos que se vivían. Tal vez sea necesario, como
señalaba Bolívar, que los americanos vivan su propio
Medioevo, su Renacimiento, su Reforma y hasta sus
propias revoluciones. Aunque por fortuna las grandes
y sangrientas revoluciones de Europa fueran por estos
confines sólo sarcásticos cuartelazos o irreflexivas
asonadas, como la del 5 de septiembre.

La inconcebible masacre del Seguro Obrero, ocurrida a pleno centro y día, no podía ser negada indefinidamente, tergiversando los hechos o escondiendo antecedentes incriminatorios, como ocurriera años antes con los sucesos de la escuela Santa María y San Gregorio. Apenas dejaron de oírse los lamentos del terremoto, volvió la preocupación por aclarar responsabilidades en los luctuosos acontecimientos. Las investigaciones fueron largas y tortuosas. Al desenredársela madeja de falsedades que se tejió para encubrir a los responsables, fue lentamente, revelándose que se había instruido a los testigos para mentir.

Se pagó $1.500 a cada carabinero que presenció los hechos, para que repitiera las declaraciones previamente enseñadas. La suma cancelada superaba el sueldo mensual habitual.

El Dr. Moisés Díaz Ulloa fue citado entre otros, a declarar a la justicia. También los Drs. de Amesti y Aguilar. El diario La Nación, voz del gobierno del Frente Popular, daba cabida especial a los que acusaban a Alessandri de ser el responsable de la masacre. En este contexto entrevistó al Dr. Díaz, quien de nuevo y públicamente, planteó su versión: los heridos habían sido fríamente rematados por sus captores. Pero fue más allá, criticó a sus jefes, por no haber alzado su voz cuando fueron impedidos de atender a los heridos. La publicación de esta entrevista desencadenó la crisis. Los Drs. Díaz, de Amesti y Aguilar intercambiaron privada y públicamente sendas cartas justificando sus actuaciones. El Dr. Díaz fue acusado de indisciplina y deslealtad por la dirección de la A.P., pues su reglamento prohíbe a sus funcionarios hacer declaraciones; por último, se le imputó el buscar publicidad personal y fue suspendido de su cargo. El Dr. Díaz contraatacó alegando que "ante hechos de importada nacional, el callar significaba complicidad". Si la dirección no alzaba su voz, él, como hombre y ciudadano tenía el derecho y el deber de hacerlo. La dirección mentía al pretender ignorar que él no les había dado cuenta de su misión, en el momento oportuno.

Sintiéndose ofendido en su honor el Dr. de Amesti retó públicamente a duelo al Dr. Díaz, quien, calificando de mosqueteril esta actitud, no lo aceptó y acudió a la Asociación Médica de Chile (AMECH) que celebraba una convención en Constitución. Expuesto el caso, la convención aprobó un voto de apoyo al exonerado. El presidente de la convención Dr. Javier Castro Oliveira, que a su vez era director de la Beneficencia pidió al Dr. Aguilar dejar sin efecto la sanción y al mismo tiempo anunció una reestructuración de la institución.

Ante los hechos descritos, y sintiéndose desautorizados por su superior, los Drs. de Amesti y Aguilar presentaron sus renuncias indeclinables, con fecha 11 de abril de 1939.

En una extensa carta pública los médicos renunciados explican su actitud y la tristeza que los invadía al abandonar sus cargos; servidos por once años, en condición de *ad honorem* por el Dr. Luis Aguilar. Como muestra de solidaridad, el Dr. Manuel Martínez, médico-jefe de la Posta 3 también presentó su renuncia.

Por su parte los funcionarios de la A.P. reunidos en asamblea extraordinaria, enviaron una carta de amplia solidaridad al Dr. Díaz Ulloa y un voto en igual sentido al director de la Beneficencia.

Fue así como los héroes, cuyo desempeño en el terremoto, fue aplaudido sin reservas, en abril se convertían en villanos, para una parte de los mismos ciudadanos.

La perspectiva de los años hace pensar que la crisis vivida en la A.P. fue sólo un reflejo de la confrontación ideológica mundial. Los hilos se manejaban a otro nivel. La batalla, que aquí se expresó apenas en renuncias y acusaciones, en otras partes del planeta, supuestamente más civilizadas, tomarían otro rumbo: el 1.º de septiembre estallaría la 2da Guerra Mundial.

Capítulo IV

(1941 - 1948)

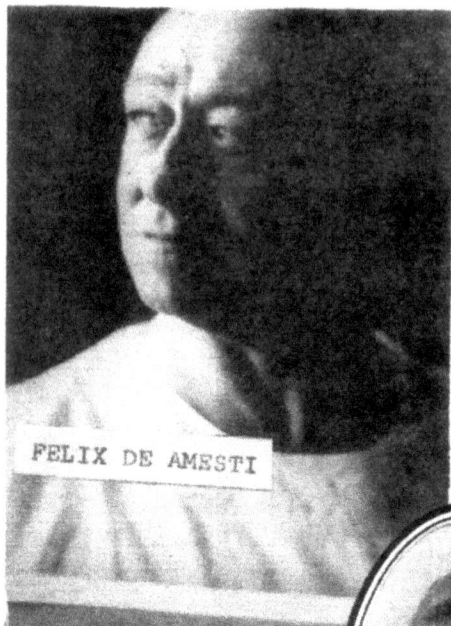

FELIX DE AMESTI

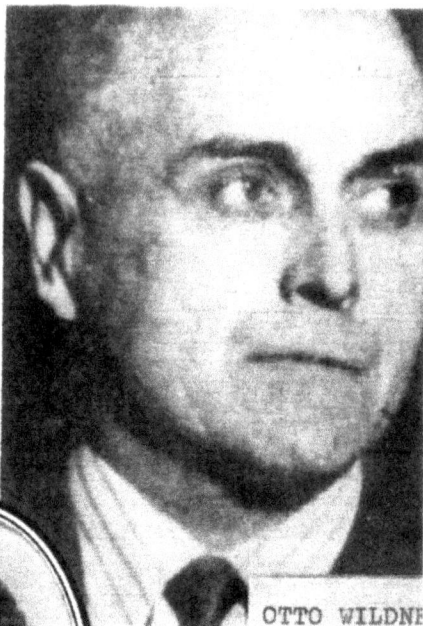

OTTO WILDNE

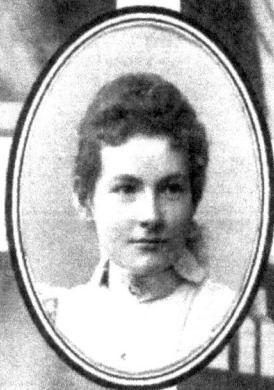

Félix de Amesti

Leonora

Juan Lelouch

Otto Wildner

Carlos Navarro, padre e hijo

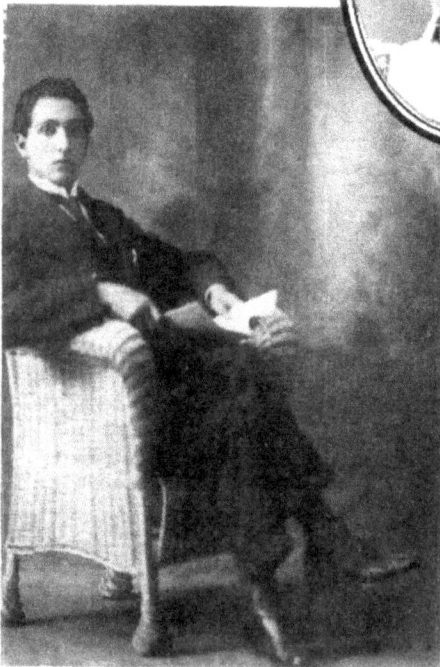

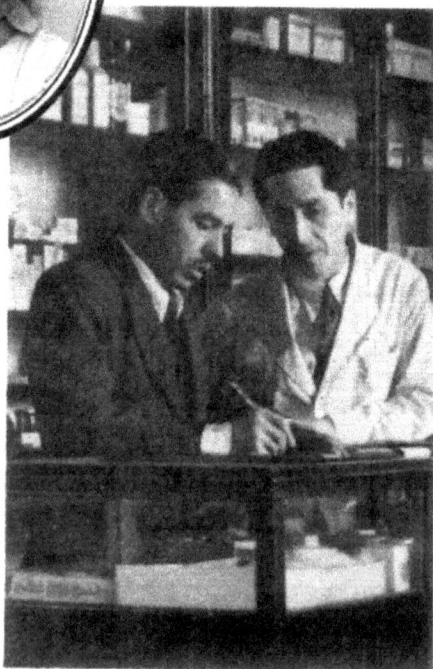

1

La calle Villavicencio, a una cuadra de la Alameda, frente al hospital San Borja, angosta y retorcida, tenía casas de construcción muy pareja. Eran de dos y tres pisos, con cornisas altas y ornamentadas. Pero lo que más caracterizaba al barrio era que en casi todas las viviendas se daba pensión a estudiantes provincianos.

A Juan Lelouch, nieto de un francés avecindado en La Calera, pocos le conocían su apellido y su ascendencia gala, ya que, desde su entrada a la escuela de medicina en 1935, se le llamó sólo Juanito. Compartía una habitación de techo alto en el tercer piso de una de estas casonas con otro estudiante y el baño, colocado al fin del pasillo, con una docena más.

Un día una joven resbaló en la escalera rompiéndose la cabeza y la dueña de casa llamó a la A.P., olvidando que dos de sus pensionistas eran prácticamente médicos. El hecho, sin embargo, sirvió a Juan para conocer la Asistencia y su modo de trabajar, se entrevistó con el Dr. Kurth, a quién ubicaba por motivos familiares, y éste lo invitó a trabajar en el laboratorio, donde Juan se inició dos días después.

Durante los primeros meses supo muy poco de la actividad del primer piso. Llegaba a la Casa Central, atravesaba el patio de acceso, que a toda hora estaba lleno de gente entrando o saliendo, y se dirigía al tercer piso donde se ubicaba el laboratorio. Allí se practicaban exámenes bacteriológicos y de hematología, además de la detección de tóxicos como barbitúricos y las alcoholemias que eran solicitadas por la policía.

A esas alturas de la carrera, y debiendo presentar su memoria para obtener el título, decidió realizarla utilizando material de la A.P. El Dr. Kurth le sugirió el tema: *"Cambios hematológicos en la apendicitis aguda"*. Fue debido a este trabajo de investigación que empezó a aventurarse en las salas para hurgar en las fichas clínicas y en el archivo de estadísticas. Conoció a los jefes y ayudantes, quienes lo tentaban para integrarse a un turno como *ad honorem*. Pero a Juan lo seducía el trabajo del laboratorio; le impresionaba mucho lo que había aprendido de un Kurth, o de un Krajelevic, o de esto de colocar transfusiones a domicilio que le enseñaba el doctor Araneda. Antes de un año había logrado tener una pequeña clientela que lo remuneraba bien. Las indicaciones para transfundir sangre en aquella época eran para mejorar, supuestamente, el estado general; así se le administraba a cuadros claramente hipocondríacos, estados gripales o casos terminales de cáncer incurables; los dadores también eran diferentes, con frecuencia eran hipertensos enviados por sus médicos a sacarse sangre como una manera de reducir su presión. Por otro lado, el dinero que ello le reportaba, le era absolutamente necesario por esos días. La publicación obligatoria de 120 ejemplares de su memoria tenía un costo alto y hacía que muchos de sus compañeros demoraran varios años en este trámite, sin poder recibirse.

Pero también fueron las necesidades económicas las que le llevaron a hacer sus primeros reemplazos, después de realizar el curso *ad honorem* de tres meses, requisito previo e indispensable. Ya hacía casi dos años que había dejado la escuela y la no presentación de la dichosa memoria le impedía recibir su título. Por otro lado, su noviazgo con Margarita se estaba eternizando, ella hacía mucho que trabajaba como profesora de un liceo y todos cuantos les rodeaban exigían fijar fecha para el matrimonio, con o sin título.

Las primeras impresiones de Juan fueron traumáticas. Acostumbrado a trabajar en la tranquilidad del laboratorio, sin la presión del público, ni exigencias de la jefatura. Fue destinado, como todos los recién llegados, a la atención de consultas externas. La cantidad de pacientes era agobiante; con su poca experiencia el interrogatorio era demasiado largo, igual que el examen que realizaba. Al cabo de un rato la sala se repletaba de pacientes que esperaban atención. Debió pedir auxilio. Daniel González, primer ayudante, lo sacó del apuro y en pocos minutos resolvió las consultas y despejó la sala. Sus cuitas no terminaban ahí, su jefe, Ricardo Flores, que siempre le había parecido afable, antes de una semana lo había llamado a su presencia para darle una reprimenda. Ricardo lo esperaba en la sala del jefe, sentado en su escritorio. Le pasó las tarjetas que Juan había llenado luego de la atención de dos pacientes. Faltaba precisar la ubicación exacta de las lesiones. —¿Esta herida de una pierna es derecha o izquierda? —le gruñó Ricardo, con voz glacial.

Juan enrojeció, miró la tarjeta, tratando de recordar. No podía, había visto tantos enfermos: Heridos, cardiópatas, asmáticos. —Derecha, sí derecha—. Ricardo le arrojó la tarjeta.

—¡Complétela!, y hágalo con buena letra —Ricardo continuó revisando el libro, luego levantando la vista: —¿Qué espera?

Las semanas siguientes fueron de martirio, le costaba entender el gran poder de los jefes de turno, verdaderos patrones, a quien hasta los ayudantes más viejos le demostraban un respeto no exento de temor. Nada podía decidirse sin su autorización, desde luego la actividad diaria de cada cual, la decisión de toda operación y quién la realizaba. Hasta las cosas más intrascendentes, como la hora de servirse el tóxico, debía contar con su aprobación, al punto que nadie podía tomar su té si no lo hacía el jefe.

Después de dos meses Juan requería cada vez de menos ayuda, pero terminaba agotado, la tensión era excesiva. Las consultas habían aumentado por una epidemia de gripe, ese invierno de 1941. Apenas contaba con un par de minutos para diferenciar la existencia de una pulmonía, enfermedad que afectaba especialmente a los jóvenes y que mataba a uno de cada cinco enfermos, si no se los hospitalizaba y trataba con Sulfapiridina, nueva droga oral de mucho éxito; pero el diagnóstico no era siempre fácil, y tampoco era posible pasar a todos por los rayos X. A veces pedía ayuda al internista, quien con frecuencia le hacía notar su poca expedición.

Sólo una vez cada mes y medio tenía un fin de semana libre. Se embarcó a La Calera para visitar a su padre, viudo desde hacía casi veinte años. Lo encontró envejecido, se había dejado barba que se destacaba por mechones blancos; pero, por sobre todo, estaba deprimido. Juan no dudaba que eran las noticias de la guerra las que influían en su ánimo; la suerte de la Francia invadida sin esperanzas reales; los ejércitos alemanes que seguían avanzando triunfantes en Europa; la URSS, donde el mismísimo Napoleón había fracasado, ahora se mostraba débil; los soldados rusos se rendían por miles, lo que parecía incomprensible. En un muro tenía un mapa con decenas de banderas minúsculas que mostraban las posiciones de las tropas. Juan sonrió al verlo, pues él tenía uno similar en la pensión. Por lo demás, era frecuente que muchos siguieran los pormenores bélicos usando el mismo sistema.

La guerra, se hacía sentir en todas las actividades diarias. Por de pronto estaba racionada la gasolina, y los médicos tenían una especie de mercado negro con los vales de combustibles entre los afortunados que poseían automóviles. En general la gran mayoría sentía simpatía por los aliados, incluso mostraba temor por el ejército alemán que con tanta facilidad derrotaba naciones enteras. Sin embargo, los nazis tenían un número importante de adeptos. En la Asistencia, Ricardo era uno de ellos, lo mostraba con mofas sarcásticas para los ejércitos de papel que intentaban detener el progreso lógico de la humanidad, según era su decir. Dada su calidad de jefe de turno nadie le discutía. Juan se mordía los labios de rabia. Hacía mucho que había presentado una solicitud para viajar a Inglaterra e integrarse como médico al ejército de Charles de Gaulle. Pero la respuesta no llegaba. Los problemas de transporte y de mantención en la isla eran insuperables en ese momento, le explicaban en la embajada. —Después de todo, serías una boca más que alimentar —le señalaba su padre, que compartía su decisión, y que también habría postulado de ser más joven.

A Margarita, que esperaba el anunciado matrimonio, no se lo había contado. Probablemente no lo habría aceptado. La guerra, mirada a la distancia era suficientemente horrorosa, los noticiarios de ambos bandos competían en mostrar su brutalidad. Ir a meterse allí sin tener arte ni parte era insensato. Un calerano, hijo de calerano, no porque se llamara Lelouch iba a atravesar medio mundo para meterse en la guerra de otras gentes, y todavía por el lado de los perdedores. «El que parte a la guerra no reserva pasaje de regreso», Juan sospechaba que esa habría sido la posición de Margarita, mujer eminentemente práctica.

Mientras aguardaba la carta, que según la embajada debería estar por llegar, el matrimonio no pudo esperar más, con un noviazgo de más de cinco años, ahora que tenía un sueldo, que aumentaba con el ingreso de las transfusiones y ayudantías ocasionales a los cirujanos de la A.P. La novel pareja se mudó a una casa en Ñuñoa y allí se fue el mapa con banderitas, que ya llenaban el norte de África, el Asia suroriental y las islas del Pacífico. Margarita lo aceptó junto a otros cachivaches de soltero y sus gruesos libros de medicina; pero nunca supo de la angustia que cada alfiler prendido en el papel había despertado en el momento de ser colocado. Cada esvástica que avanzaba eran miles de hombres muertos, heridos, o prisioneros. Juan que sabía de los esfuerzos que debía prodigarse para salvar a un herido, no podía entender como con una granada sencillamente volaran brazos y piernas de tantos jóvenes —porque las guerras las hacen los viejos, pero los muertos son los jóvenes, a los que obligan a pelear.

—No lo había pensado, tienes razón —le respondió Daniel, con quien había hecho buenas migas.

Y aquí en la A.P. el destino de los jóvenes también era decidido por los mayores. Normalmente al ingresar a la institución se comenzaba haciendo reemplazos, por vacaciones, enfermedad o comisiones. Eso lo sabían todos los que postulaban a un cargo. Era normal rotar por la Posta 2 ó 3, o ser llamado en fechas como pascua, año nuevo y fiestas patrias. Juan fue destinado a la Posta 3. En la posta de Chacabuco el ambiente era distinto. A pesar que todos sus miembros habían pasado por la Casa Central, el grupo tenía un sentido familiar y muchos de los médicos más viejos se habían acostumbrado y no querían volver a la Central. El barrio atendido era muy pobre; las cuadras circundantes a Matucana de especial peligrosidad; el alcohol y las armas blancas eran causa de decenas de heridos los fines de semana. La primera impresión de Juan, un sábado en la noche, fue que sería imposible ver más cabezas rotas en una sola noche. El hecho se agravaba pues estaba lloviendo, y los ebrios revolcados en el barro o en sus propios vómitos o deposiciones iban siendo colocados en el suelo, para que no se cayeran de las altas camillas destinadas a las curaciones. Debía suturarles sus múltiples heridas hincado en el piso, mientras los practicantes forcejeaban tratando de mantener quietos a los borrachos que manoteaban impidiendo su tratamiento.

Un muchacho que llegó con una herida de puñal en el abdomen, se negó a permanecer hospitalizado para la observación del eventual compromiso de un órgano interno. Fue imposible convencerlo, a pesar de la intervención del mismo jefe del turno. Dos horas más tarde regresó con un grupo de familiares, ahora todos heridos acuchillo, y él mismo presentando nuevas heridas en el tórax. Falleció antes de que pudiera ser llevado a pabellón.

A la hora del tóxico, Carlos Navarro le relató que lo visto era la tónica de los fines de semana y que se cuadruplicaba para las fiestas patrias.

Juan notó de inmediato, por el tono que daba a sus palabras, que sentía gran orgullo por este trabajo, como si quisiera decir: Aquí sí que trabajamos, esta es la guerra, estamos en la primera trinchera. Había un afán por sentirse héroes en aquellos que preferían permanecer en la Posta de Chacabuco.

A casi toda hora, pero con más frecuencia en las tardes, una decena de mujeres se sentaban en la escalera que iba al segundo piso, sólo una por peldaño, pegadas a la pared. Hacían cola, silenciosas. A medida que las primeras iban siendo atendidas las siguientes iban bajando, sin levantarse del piso, arrastrando las nalgas. Si alguna sangraba intensamente podía ser examinada antes.

Juan las miró con curiosidad, por lo demás era la primera visión que ofrecía el salón central, que en ambos costados tenía cuatro piezas de exámenes, en cuyas camillas metálicas se atendían los heridos, hombres y mujeres, supuestamente defendidos por cortinas de telas de las miradas curiosas, pero que rara vez cumplían esa misión. Rápidamente Juan se impuso de tan extraña manera de hacer cola. Eran mujeres con abortos, que esperaban ser sometidas a un raspado uterino. Como no existía una banca o sillas en la cercanía de la sala de examen ginecológico y como muchas de ellas se sentían muy mal y eran incapaces de permanecer de pie una hora o más, habían adoptado esta forma de esperar. Nadie supo explicarle a Juan si el autor intelectual del método circulaba aún por algún vericueto de la Posta 3.

—¿Y por qué no ponen asientos?

—Así funcionaba muy bien —le replicó Carlos, levantando los hombros.

La cantidad de raspados uterinos era increíble. La ausencia de métodos simples para controlar la natalidad llevaba a miles de mujeres anualmente a practicarse abortos. Con frecuencia las maniobras abortivas habían sido iniciadas por aficionados o incluso por la propia paciente, mediante introducción de sondas o tallos de vegetales, a los cuales se les atribuía poderes abortivos especiales, el perejil tenía una fama no superada. La cantidad de complicaciones infecciosas y muertes eran incontrolables. Las maternidades no eran capaces de absorber tanta demanda, tampoco la A.P. Así la situación, la Asistencia se veía obligada a practicar los raspados sin poder hospitalizarlas; haciéndoles un tratamiento ambulatorio; sin anestesia, tan sólo con modestas sedaciones que con frecuencia no impedían los gritos de alguna infortunada; al extremo que más de alguna dejaba la escalera, por temor al dolor que la esperaba. Incluso el instrumental se hacía insuficiente y para esterilizarlo con rapidez debía ser quemado con alcohol. —No hay manera de solucionarlo —le confidenció Carlos, cuando te toque pasar por el Gine vas a quedar con la mano dormida de tanto raspar. Ello ocurrió muy pronto, debió raspar a cinco mujeres durante las dos horas y media de turno. «Parece que ninguna se quejó mucho», pensaba Juan al abandonar la posta. Se había cuidado mucho de ser suave. Movió la mano imitando el gesto efectuado con la cucharilla de raspar. Tampoco tenía la mano cansada, como se lo pronosticara Carlos. Era un buen hombre el doctor Navarro. También tenía su encanto trabajar en la Posta 3.

Los estaba empezando a comprender.

2

El 17 de agosto de 1941, la A.P. celebró sus treinta años de existencia. Más de 2.000.000 de personas habían sido atendidas. El aniversario se celebró con una romería a la tumba de don Alejandro del Río. Fue una ceremonia llevada con mucha pompa, no exenta de cariño, ya que muchos de los asistentes habían sido sus alumnos o subalternos. La delegación la encabezaba don Otto Wildner, como director; don Mariano Bahamondes, jefe de la Casa Central; don Alejandro Bravo jefe de la Posta 3; los jefes de turno; médicos, enfermeras y practicantes con sus uniformes de trabajo. Fue una reunión emotiva, con sentidos discursos elogiosos para su fundador.

Juan y Carlos no pudieron asistir por estar de turno a esa hora.

—Al Dr. Wildner no lo conozco —comentó Juan.

—Yo le he visto un par de veces —reconoció Carlos Navarro —antes era distinto, la A.P. ha crecido mucho, cuando yo ingresé había más convivencia. Luego empezó a contar a Juan de las fiestas, comidas y paseos al campo que se hacían para los aniversarios; asistían médicos y enfermeras de todos los turnos; se contaban chistes y los más osados hacían representaciones bufas. Aún recordaba unos versos satíricos, dedicados al Dr. Avilés, en ese entonces médico jefe de turno.

Por la tarde los festejos continuaron en el Teatro Municipal, con una interpretación de la orquesta sinfónica. Al momento de los discursos el Dr. Bahamondes hizo una reseña de la labor cumplida en los treinta años. Aprovechando la presencia de las autoridades de la Beneficencia, destacó la urgente necesidad de que la Casa Central contara con un nuevo edificio adecuado a las exigencias actuales de la institución. La población de Santiago había aumentado desde 1911; la Casa Central había crecido adquiriendo las viviendas vecinas, adaptándolas para labores para las que no fueron diseñadas, lo que las hacía incómodas y por sobretodo insuficientes.

Juan recorrió las magníficas instalaciones del teatro, pues no lo conocía, con mezcla de asombro y curiosidad. El asunto de su viaje a Europa en guerra, después de su matrimonio, se encontraba archivado en sus sentimientos; pero la visión del teatro con sus felpas rojas y dorados matices, lo trajeron a su mente. Por un momento se sintió en ese París invadido, con el Arco del Triunfo profanado por la infame bandera de la esvástica. Al término del concierto, mientras todos abandonaban la sala, entre risas y manifestaciones de buen humor, él se sintió deprimido. Margarita, lo acarició al verlo cabizbajo, sólo entonces sonrió, estampándole un sonoro beso en los labios, que a ella la hizo enrojecer.

La fiesta continuó en la noche con una comida en el Club de la Unión, y aunque la cena no era de etiqueta, cada cual lucía impecable, con sus mejores corbatas y sombreros de fieltro grises, que eran casi un uniforme de la época. Don Pedro Aguirre Cerda había sido invitado, pero se excusó por enfermedad. Se decía que de verdad estaba gravemente enfermo, aunque algunos estimaban que eran sólo rumores. En su representación concurrió el ministro de salud, el joven médico Salvador Allende, quien mantenía por lo demás lazos de amistad con don Mariano Bahamondes.

La comida se sirvió en un salón de techo alto y ornamentado, se dispuso la mesa formando una gran U; Carlos y Juan se sentaron en los extremos.

—Pensar que yo me sentía elegante porque llevé a comer a Leonora a La Bahía —le comentó Carlos, colocándose una gran servilleta bordada con el escudo del Club.

—Von Block está a las puertas de Moscú —le respondió Juan, como si no lo hubiese escuchado.

—¿Qué?

—Que los rusos van a capitular, lo leí en las vitrinas del Imparcial cuando salimos del Municipal; y EE.UU. que no hace nada, son los únicos capaces de derrotar al Eje.

—Pero ayuda con sus armas.

—Pero no es suficiente, debería mandar tropas, todos deberíamos hacerlo, es un problema de conciencia —alcanzó a argumentar, cuando don Otto Wildner se ponía de pie para agradecer la presencia de las autoridades.

—¿Tú crees que es nazista?

—No seas idiota —le respondió Carlos, mirando a don Otto que se aprestaba a hacer un brindis—. Para que sepas don Otto es un conocido radical y masón desde luego.

3

En junio de 1942 Margarita confirmó sus sospechas de embarazo, cuando la pareja comenzaba a preocuparse y a Juan le costaba ocultar su desazón al ser consultado por sus amigos. La noticia lo llenó de alegría. Deberían destinar un cuarto para el bebé. El único disponible era su proyecto de escritorio, que más bien estaba destinado a cachureo y pieza de planchado. Juan le echó un vistazo al mapamundi pegado al muro. Las banderitas se habían multiplicado, y aunque por fin ahora estaban las de EE.UU., ello no había logrado cambiar los acontecimientos: Rommel acababa de tomar Tobruk a las puertas de El Cairo y Alejandría; en el frente oriental, Moscú había logrado sobrevivir gracias al invierno ruso; pero los alemanes se dirigían a Leningrado y Sebastopol. Los EE.UU. presionaban a los países latinoamericanos para que rompieran con el Eje, para lo cual en Chile había oposición. En casi tres años de guerra el conflicto iba involucrando a más y más habitantes del planeta. No faltaban quienes creían que ello podría traer la guerra a nuestras costas, por muy lejanas que estuvieran. —¿Acaso Pearl Harbor estaba en el centro de Europa; y nuestro cobre, el pan de Chile, llevado a Norteamérica en cargueros, no podían ser torpedeados por submarinos alemanes, que tanta destreza habían demostrado en el Atlántico?—. El presidente Ríos se resistía con diplomacia, pese a su propia simpatía por el Eje.

—Seré papá —anunció Juan.

—Seremos —le rectificó Carlos, poniéndose de pie para abrazarlo.

—Pero tu Presidente no quiere arreglar el mundo donde nacerá mi hijo —bromeó Juan, haciendo mención a la militancia radical de su amigo.

—Ya lo arreglaremos franchute, ten paciencia.

Era el medio día, la hora de visita a los hospitalizados. Las actividades sufrían un pequeño cambio, además de las consultas externas, una masa humana de familiares y amigos angustiados y deseosos de ver y tocar a sus seres queridos invadía las diferentes postas. La vieja costumbre de introducir alimentos de contrabando a las salas, hacía necesaria una vigilancia permanente y por norma uno de los ayudantes debía dar una mirada a los pacientes mientras eran visitados. Carlos mandó a Juan a operar y se quedó, como muchas veces, cumpliendo esta labor que, aunque no establecida en ningún reglamento, la práctica la había hecho una suerte de rutina. Así fue que vio a un hombre subir la escalera que rodeaba el ascensor enrejado y lo siguió con la vista, llamándole la atención que llevaba un ramo de rosas. Aquí en la Posta 3 esto no era frecuente, era más bien una delicadeza propia de la flamante Clínica Santa María. Después abrió el diario, leyendo un comentario sobre la inflación y los bajos precios del cobre, prácticamente congelados por Chile como una contribución a la guerra, a pesar de su difícil neutralidad. Unos gritos desde el segundo piso le hicieron tirar el periódico. En la escala se encontró con el hombre que había visto subir con las flores, aún las traía en sus manos, ahora apuntando hacia el suelo. En la sala de mujeres, enfermas y auxiliares trataban de controlar a dos pacientes, una operada de peritonitis hacía dos días y la otra ingresada en la mañana por un accidente. "El caballero de las rosas", como humorísticamente fue calificado más tarde, ignorando que su esposa había sido hospitalizada horas antes, había concurrido a visitar a su amante, quien lo suponía soltero. Se acercó amorosamente a la destinataria de las flores, besándola en la mejilla. El grito de la esposa, que ocupaba la cama del frente, recorrió de inmediato toda la posta y causó la alarma de Carlos.

El cuadro era impresionante, ambas mujeres gritaban con gran escándalo, intercambiando recíprocos insultos de grueso calibre con los destinados al infiel, culpable de sus fatalidades, deseándole ambas, los peores castigos de la humanidad. Carlos se dirigió a la "Mayora", la auxiliar que hacía de jefa del turno, y le indicó cambiar a una de las pacientes de la sala.

—Que se vaya ésa —gritó la esposa incorporándose—. No queremos putas aquí.

La otra permanecía en silencio, gimoteando bajo las sábanas. Prestamente su cama fue llevada a otra sala. Nadie osó discutirle a la esposa su mayor derecho. Sin embargo, la mujer debió ser dada de alta a la mañana siguiente, pues durante la noche se levantó y fue a ubicar a su rival para seguir insultándola a gritos.

—Aunque no lo quiera tu presidente Ríos, la guerra ha llegado a Chile —comentó Juan riendo, al ser informado por Carlos Navarro, del asunto, al día siguiente.

4

J uan y Margarita tuvieron una niña. Carlos y Leonora fueron los padrinos y el capellán de la Posta 3 celebró el oficio.

Leonora, que siempre había sido hermosa, impactó a los asistentes con su belleza más madura; parecía una artista de cine con su impecable traje sastre, zapatos de terraplén y moño en la nuca, pero su actuar desenfadado y gracioso era lo que más provocaba la admiración de todos, especialmente de Carlos a quien de continuo se le hacían bromas por lo enamorado que estaba de su mujer.

Rommel había sido vencido en El Alamein y era el tema obligado en toda conversación. A Juan le agradó mucho que Leonora estuviera muy al tanto de la guerra y durante un rato permanecieron discutiendo, pasándose informaciones y especulando sobre los próximos pasos. Se daba por descontado que los Aliados intentarían la reconquista del continente.

—El día que París sea liberado, están todos invitados a tomar champaña. ¡Lo prometo! —anunció el padre de Juan.

Todos aceptaron el convite.

Juan tenía aún en su retina el aspecto de su hija al llegar al mundo, pues había asistido al parto, y cuando días después un microbús con todos sus pasajeros ingresó al patio de ambulancias, lo asoció de inmediato a sus recuerdos. No había habido accidente alguno, pero el chofer y los pasajeros venían conmocionados, algunos compadecidos, otros indignados. Entraron como una tromba al *hall* central. Cubierto con un vestón traían a un niño recién nacido, llorando para demostrar que tenía buenos pulmones, aún cubierto de sangre y cebo. El cordón umbilical no había sido atado y sangraba. La madre había dado a luz silenciosamente en el asiento posterior y allí abandonó al bebé, se bajó y se hizo humo. Un pasajero la descubrió al escuchar el llanto. Calmados los ánimos y mientras se atendía al chico el personal se arremolinó en su derredor, mientras los carabineros tomaban declaraciones a medio mundo, alguien se encargó de acunar al bebé que lloraba como si estuviera consciente de su precoz desgracia.

Carlos tomó el teléfono y se comunicó con todas las maternidades de Santiago, tratando de que le recibieran al niño, pero cuando informaba que no existía madre, le contestaban con bromas. Se logró ubicar al niño en el Roberto del Río, en ese entonces vecino de la Posta 3. Mucho más tarde, se recibió un llamado de la maternidad San Borja, informando que la "madre del año", como la llamaron los diarios, había sido encontrada por los carabineros en la calle, desmayada tras prolongada hemorragia; confesó que, al parir en el bus, se asustó tanto, que sólo atinó a alejarse del lugar, pero ahora reclamaba insistentemente a su hijo.

Esa noche Juan contó con lujo de detalles, el hecho a su esposa.

—Pobre mujer —respondió Margarita—. A ustedes los hombres, les cuesta comprender a las mujeres en esos trances.

Juan se sintió frustrado, pensó que nunca más le iba a contar sus cosas. Ella, como quienes no viven la diaria experiencia de trabajar en una Posta, no puede comprender que, a veces, pequeños incidentes, golpean más la sensibilidad que la misma muerte, con la cual se termina acostumbrando a convivir. Aunque no con todas las muertes. La capacidad de sufrir el dolor no se pierde, quizás solamente se manifiesta de otras maneras.

Así sucedió con la muerte de Don Luis Aguilar, ocurrida el 20 de junio de 1943. Este hombre de menos de 50 años, falleció en la cúspide de su carrera, respetado por todos sus colegas. La A.P. asistió oficialmente a los funerales de quien por más de diez años había sido su director. Los discutibles acontecimientos que habían rodeado su alejamiento del cargo, con los años y el apaciguamiento político, habían logrado tomar su justo cauce y ya no había quién discutiera sus méritos. En el cementerio una delegación de funcionarios uniformados de la A.P. se confundió con otra de la clínica Santa María, donde formaba parte de su directorio desde su fundación en 1939, junto al Dr. Manuel Martínez, su entrañable colega y amigo. Ambos formados en la escuela de grandes cirujanos que era la Asistencia Pública.

El 14 de septiembre, Juan y Carlos comentaban los pormenores de la guerra. Los aliados habían desembarcado en Italia, Mussolini había sido destituido y después tomado prisionero. La presión de EE.UU. sobre los países latinoamericanos era cada día mayor para que dejaran su neutralidad. De repente un ruido subterráneo, distinto al que producían los tranvías que pasaban por la esquina, los hizo suspender la conversación, la lámpara colgada del techo se balanceaba peligrosamente.

—Está temblando —gritó angustiadamente alguien en el segundo piso. Salieron de inmediato al salón central y pudieron ver a los pacientes que bajaban la escala atropelladamente, con escasa vestimentas o sencillamente en cueros. El temblor cesó unos segundos, para volver con gran violencia.

—Es un terremoto —murmuró el Dr. Medina, extremadamente pálido, corriendo hacia la puerta que daba al patio. Juan y Carlos intentaron sin éxito detenerlo. Pacientes y personal colmaban el salón central clamando misericordia; mientras seguía y seguía temblando, dando la impresión que nunca se detendría. Trozos de yeso desprendidos de las paredes aumentaban el dramatismo de la escena. Cuando por fin la tierra se tranquilizó, una suerte de vapor mágico quedó flotando, comparable al silencio que viene cuando calla la orquesta y el cantante sigue *a cappella*. Todos estaban vivos, pero ¿qué había pasado en sus respectivas casas?

Los enfermos fueron enviados a sus camas mientras se repartían tranquilizantes. El jefe hizo una rápida ronda. No había daños de consideración, sólo cortes de electricidad y teléfono. El Dr. Medina regresó un tanto avergonzado. Juan le iba a hacer una broma al respecto, pero no tuvo tiempo, ya que llegaban los primeros pacientes; la mayoría con crisis histéricas que recibían el conocido "2 con 20" (solución de 2 grs. de bromuro de sodio y 20 gotas de valeriana), pócima de pésimo sabor, pero de indudable efectividad. Después de un rato empezaron a llegar los heridos más graves, aplastados, fracturados y cabezas rotas. Hasta el momento el personal de turno no era capaz de absorber tal cantidad de pacientes. Por suerte los refuerzos no demoraron en llegar y se integraron a la tarea de coser heridas o inmovilizar piernas quebradas. Sólo después de varias horas la cantidad de trabajo se hizo más normal. Muchos de los pacientes y personal no tenían idea de lo que les había sucedido a sus familiares. Ya repuesta la electricidad, la radio empezó a informar. Oficialmente había dos muertos y una cantidad de heridos aún no conocida. Se sirvió un café, mientras el Dr. Bravo agradecía al personal agregado su colaboración en este momento de catástrofe.

Carlos y Juan se acercaron al Dr. Medina, un hombre de unos 40 años, que trabajaba en provincia y recientemente integrado al turno por unos meses. Antes que le reprocharan su actitud de arrancar, el doctor Medina les relató:

—Yo soy terremoteado, mi madre y mi hermano murieron en el terremoto de Chillán.

Juan enrojeció avergonzado. Afortunadamente no había alcanzado a decir nada.

5

El 6 de junio de 1944 mientras los aliados atravesaban el canal, Carlos y Juan en una ambulancia se encaminaban a cumplir una misión aterradora. En una mina cercana a Santiago se había producido un derrumbe; un hombre atrapado por un brazo agonizaba sufriendo horribles dolores y los esfuerzos por sacarlo "habían resultado inútiles". La única posibilidad de ayudarlo y quizás salvarle la vida era cortarle el brazo. Esto debía realizarse en el mismo lugar, a varios metros bajo la superficie. La misión le fue encomendada a Carlos Navarro; Juan lo asistiría con la anestesia, pues tenía experiencia en manejar la máquina anestésica, el *Chilean Model* como se llamaba al artefacto diseñado por el doctor Ernesto Frías (el brujo) y que tenía la ventaja de ser transportable.

La situación resultaba tan poco grata que ambos hicieron el viaje en silencio; el camino de tierra de acceso a la mina hacía saltar el vehículo y en cada barquinazo la caja de instrumentales, que incluía la sierra de cortar huesos, sonaba, recordándole a ambos su penosa tarea.

Pero las condiciones eran peores que las imaginadas, ya que ninguno conocía una mina. Se trataba de un simple hoyo, como un pozo profundo. Con una cuerda de acero se bajaba en una silla y a los pocos metros la oscuridad era completa. Debieron bajar de a uno, un minero los alumbraba con una lámpara. Por una galería reptaron de rodillas hasta alcanzar al hombre atrapado. Por suerte el herido estaba casi inconsciente. Procedieron con rapidez a aplicarle la mascarilla de anestesia.

—¿Y si muere?

—Quizás sea mejor —respondió Carlos, mientras aserraba el brazo, prácticamente sin visión, y confiando que la ligadura en el brazo fuera suficiente para impedir la hemorragia. La sensación de dejar el brazo entre los escombros fue inolvidable. A pesar del alivio de haber terminado su misión, no pudo dejar de sentirse como el verdugo que levanta el hacha sobre la cabeza de su víctima. Le vendó el muñón y amarrado a la silla fue subido hasta la superficie.

—Ojalá pudiéramos conseguirle un poco de penicilina, aunque sólo fueran 10.000 unidades —comentó Carlos, pensando que en las condiciones de ese momento era segura la infección.

Arriba los esperaban trabajadores y familiares del herido. Un periodista quiso entrevistarlo, pero Carlos le respondió de mala manera y ordenó el regreso.

Juan revisó todos los instrumentos ya colocados en la ambulancia, la caja de operar y la pequeña máquina de anestesia.

En el Atlántico a miles de kilómetros, un médico aliado, a bordo de una barcaza de desembarco, revisaba también su equipo: La caja para operar y su pequeña máquina, su *"Chilean Model"*. Sin saber quizás que su diseñador vivía al otro lado de la tierra.

Al conocer los detalles, en las jornadas siguientes al Día D., a Juan le volvió el buen humor. Fue a visitar a su padre a La Calera, le pareció rejuvenecido y de excelente ánimo. Ya lo habían conversado con Margarita, deseaban que su padre viniera a vivir con ellos a Santiago; estaba muy viejo para vivir solo, pero todo resultó imposible, no estaba dispuesto a dejar su casa, donde había sido feliz con su esposa. Posteriormente aceptó pasar una temporada con sus hijos, hasta la liberación de París, para celebrarlo juntos, para lo cual tenía reservado una botella de champaña.

Las noticias de la guerra llegaban demasiado lentas, según el sentir de Juan—, pero francamente favorables —replicaba Carlos, mientras conversaban en la sala de médicos.

Juan tomaba un café, en ese momento Carlos recibió un llamado urgente desde la Casa Central. Regresó pálido y afligido.

Leonora había tenido un accidente.

—¿Está viva? —había preguntado a gritos por el aparato.

—Sí, pero muy grave —le respondieron.

Salió volando en una ambulancia, que como una tromba ingresó al patio central.

—¿Dónde está?

Trataron de calmarlo, que se sentara, que le explicarían todo, que había sido atropellada.

Daniel González se le acercó. Lloraba.

Entonces comprendió y se puso de pie de un salto.

—¿Está viva?

—No —respondió Daniel, con un susurro de voz.

Se abrazaron por largo rato.

6

El 7 de mayo de 1945 Alemania se rindió. Chile que había declarado la guerra al Eje, debido a las presiones de EE.UU. celebró la victoria con un desfile militar en la Alameda.

Aureliano Carrasco debió esperar el término del desfile para cruzar la avenida. Concurría a su primer día de trabajo, como chofer de ambulancia. Frente a él se alzaba la Iglesia de San Francisco cuyo reloj observaba preocupado de la hora; mientras a su lado, una jovencita con un delantal blanco colgando del brazo hacía otro tanto. Era muy atractiva, a Aureliano se le ocurrió que era una estudiante y que de seguro se dirigía a la Casa Central, pues el viejo San Juan de Dios que se ubicaba enfrente había sido demolido el año anterior. Pero ella no tuvo su misma paciencia y sin más cruzó en medio de los soldados y atravesó la avenida, con una sonrisa que dejó a todos perplejos, incluyendo a los carabineros que debían impedir el paso.

Aureliano no se equivocaba, al llegar a la Casa Central la muchacha con su delantal aún en el brazo esperaba en el patio adoquinado.

Un rato más tarde comentaba con otros choferes que lo instruían en sus futuras obligaciones, que al entrar, como no sabía a quién dirigirse, le preguntó a un médico joven de bigote negro, pero éste le respondió con voz gangosa y sencillamente no le entendió nada.

—¡Ah! es el doctor Salinas, Emilio Salinas, yo a veces tampoco le entiendo, pero es muy buena persona, ya lo conocerás —le respondió su colega.

Aún de pie en el patio, la muchacha explicó su situación al doctor Salinas; era interna del 7° año y venía a realizar una práctica de dos meses, obligatoria en su currículum.

—Debes presentarte al doctor Flores —respondió él con su voz tan característica.

Ella lo miró sin comprender, enrojeciendo de paso.

—Ya aprenderás a entenderme —le dijo Salinas, y tomándola de un brazo la llevó a la oficina del jefe de turno.

—La doctora...

Ricardo levantó la cabeza y de inmediato una sensación extraña lo recorrió, como ese gas efervescente que le ponían ahora a las bebidas. No pudo hablar. Ella lo miraba con una sonrisa permanente en los labios gruesos y entreabiertos. Tenía los ojos oscuros y grandes, el cabello corto pegado al cráneo. Aunque sabía que ella seguiría su mirada, rápidamente bajó la vista y por una fracción de segundo la detuvo en sus senos. Entonces enrojecido se levantó de la silla.

—Señorita…

Se llamaba Cristina, había llevado su propio delantal, que le entallaba la figura y contrastaba con el resto, que metidos en sus grandes batas amarillentas, parecían osos a su lado. Desde su fundación la Asistencia Pública era un feudo exclusivo de los hombres. Las damas habían pasado excepcionalmente como parte de su internado, pero jamás haciendo los turnos completos. Tampoco ninguna se había contratado. Obviamente, la cantidad de mujeres médicos era escasa, además que la cirugía no se consideraba apta para su sexo y los servicios quirúrgicos donde podrían especializarse no las recibían.

A las salas de examen, los *boxes*, como se las había empezado a llamar por la influencia norteamericana en boga, poco concurrían los más antiguos, cuya responsabilidad con los hospitalizados y pabellones los mantenía ajenos. Pero debido a la presencia de Cristina el propio Ricardo que acostumbraba a permanecer en su oficina cuando no tenía otra cosa que hacer, se aventuró en ese sector. Personalmente la ayudó en algún diagnóstico difícil y le enseñó a suturar heridas.

—¿Sabe doctora?, esto me recuerda mi juventud, para la campaña presidencial de don Arturo nos aburrimos de coser cabezas rotas, hasta el médico jefe debió atender heridos, pero usted doctora ni siquiera había nacido.

Cristina estaba inclinada escribiendo una ficha médica, sus senos amenazaban con salirse del delantal, era imposible no fijarse en ello.

—No me acostumbro aún a ser tratada de doctora —dijo sonriendo —llámeme Cristina.

Ricardo se confundió: —A mi edad me cuesta. Cuesta cambiar de hábitos.

—Pero usted no tiene tantos años, ¿qué edad tiene?

—Mucha —respondió Ricardo tratando de sonreír.

—Yo pololeaba con un hombre de 42.

—¿Y ahora?

—Ahora no tengo novio, pero no se vaya, quiero mostrarle un enfermo.

—Muéstreselo al primer ayudante, iré a ver cómo les va en el pabellón —dijo Ricardo tratando de usar su tono más habitual de voz.

Al término del turno la esperaba cerca de la puerta, simulando tener algo que hacer en ese lugar. Lo había pensado mil veces, le ofrecería llevarla a casa en su automóvil, pero Cristina venía en medio de un grupo y no le pareció apropiado.

—Hasta mañana doctora, hasta mañana Cristina —rectificó sonriendo, pero con un nudo en la garganta y las manos sudorosas.

—Encantadora la chica —le dijo Salinas a su espalda.

—Sí, sí —dijo sorprendido y se fue al patio de los autos.

Para el turno del domingo pasaba visita por la sala de hombres. Cristina le acompañaba, anotando en la historia clínica la evolución de los pacientes, según él le iba dictando.

Un enfermo operado de peritonitis, y que aún conservaba los tubos de goma asomándose de la pared abdominal y que se usan para sacar el pus, los llamó.

Se presentó como un sacerdote y, como ya se encontraba en condiciones de caminar, pedía autorización para celebrar misa. El capellán de la Asistencia le había traído previamente lo necesario. Ricardo aceptó.

—Desde luego están convidados —dijo el sacerdote complacido —pero tengo un sólo inconveniente, necesitaría que me presten un delantal largo, no sería decoroso presentarme ante el Señor con este camisón corto que no me cubre ni siquiera las rodillas.

—Desde luego, padre, lo que necesite, usted nos avisa cuando esté listo.

Ricardo asistió a misa, Cristina se cubrió la cabeza con un velo improvisado de gasa; los pacientes de la sala que pudieron levantarse los rodeaban con sus piernas desnudas, calzados con zapatillas y sosteniendo en sus manos las sondas y drenajes.

—Si desean comulgar, los puedo confesar —había ofrecido el cura.

—Es que ya desayunamos —se excusó Ricardo, a quien la poca solemnidad del acto no dejaba de chocarle. No era precisamente la idea que tenía de una misa.

Miró a Cristina, de rodillas durante el ofertorio, mientras un paciente hacía sonar la campanilla; parecía novia, toda vestida de blanco.

—¿Sabes que soy casado? —le dijo casi un mes después.

—Sí.

—¿Y no te importa?

—No

Al término del turno la esperó a dos cuadras, fumaba en silencio, sin poder encontrar los pensamientos adecuados. Nunca le había sido infiel a Clarisa.

Cumplido los dos meses de su estancia obligada en la A.P., Cristina continuó asistiendo al turno. Su relación con Ricardo Flores, por más que quisieron ocultarla era *vox populi*. Conversaban en el patio cuando con estrépito entró la ambulancia. Aureliano Carrasco bajó con su uniforme manchado de sangre, el camillero con su delantal chorreando parecía salido de una carnicería. Traían a un hombre con el cuello herido, igual que los brazos con múltiples tajos. La historia era macabra, el hombre enloquecido de celos había degollado a su esposa y a todos sus hijos, tratando después de suicidarse. Lo debieron amarrar a la camilla. Concurrieron al *box* a atenderlo.

El primer ayudante trataba de contener el sangrado comprimiendo con un apósito, mientras se lo llevaba al pabellón.

Cristina muy pálida empezó transpirar frío. Se le doblaban las rodillas y cayó al suelo.

Ricardo no pudo asistirla, pues partió al pabellón a operar al herido. A pesar de los esfuerzos el hombre falleció en la mesa operatoria. Al terminar la operación fue en su búsqueda. Estaba aún tendida en una camilla.

—¿Te sientes mejor? —dijo tratando de ser cortés, pues estaba agotado con la operación.

—Creo que sí.

—Este trabajo no es para mujeres, te lo he dicho.

—No es eso —dijo ella enderezándose.

—¿Qué es entonces?

—Estoy embarazada, eso es.

7

Juan había hecho su carrera en la Asistencia Pública, entre la Casa Central y la Posta 3. En pocas ocasiones había hecho cortos reemplazos en la Posta 2 de la calle Maule, que siempre fue la de menos actividad. Por este motivo a Ernesto Rivera no lo conocía, ya que el Ratón (como Carlos Navarro acostumbraba llamarlo) estaba destinado a la 2 desde hacía varios años. Con Carlos eran compadres, pero el hecho de trabajar en sitios distintos no los hacía verse con frecuencia. Además, que desde la muerte de Leonora, Carlos se había puesto cada día más taciturno y poco sociable.

En 1948 Juan fue destinado a la Posta 2, allí se topó con Rivera. La acogida fue cordial, pero cuando le relató que a ambos los unía un compadrazgo con

Carlos, notó que algo distanciaba a los antiguos condiscípulos. A los pocos días los motivos se le fueron aclarando. El gobierno de Gabriel González elegido con votos comunistas, y que por primera vez contara con ministros de ese partido, se estaba distanciando cada vez más de ellos. La conocida simpatía de Carlos por los radicales y la militancia de Ernesto en el Partido Comunista era la causa de la separación de ambos amigos.

Las diferencias políticas no lograban producir distorsiones en el trabajo de la A.P. donde el rígido sistema de turnos, de horarios y de disciplina no permitía que las confrontaciones externas traspasaran sus puertas.

Pero en las calles, el malestar se expresaba en huelgas frecuentes. La inflación hacía subir los artículos de primera necesidad y las manifestaciones contra el gobierno eran reprimidas por Carabineros, lo que causaba múltiples cabezas rotas y ocasionalmente heridos mayores.

Don Otto Wildner había sido nombrado director en 1939, a la salida de Don Luis Aguilar, en esos momentos el Frente Popular con Aguirre Cerda, recién tomaba poder. Don Otto era a la sazón un cirujano de provincia (Yungay) y su designación fue motivada por amistad y su militancia radical y masónica. Su llegada a la A.P. fue, por lo tanto, mirada con poca simpatía por quienes habían hecho carrera en la Institución y se sentían con mayor derecho a ocupar el cargo.

Desgraciadamente la salida simultánea y solidaria de los doctores de Amesti y Martínez, le significó a la A.P. el cortar sus contactos con la universidad; desde esos momentos los médicos de la Asistencia fueron mirados en menos, frecuentemente desprestigiados por los docentes. La Sociedad de Cirugía formada por los viejos profesores y algunos escasos ayudantes de cátedra, cerraba sus puertas a los más jóvenes; su reglamento suponía un número fijo de miembros y sólo se podía ingresar a ella por renuncia o fallecimiento de un socio titular. El terremoto para la institución que fue la salida de Aguilar, con la fuerte polémica pública que conllevó tuvo una larga secuela, años de aislamiento, de oscurantismo técnico, su "edad media" como la definía el doctor Raúl Zapata, ingresado a la A.P. en 1941.

Le tocó a Don Otto Wildner dirigir la Institución en esos años, y aunque no tenía culpa alguna en el distanciamiento de la universidad con la A.P., el no pertenecer a la élite de profesores, como sus dos antecesores, fue un factor agravante de esta situación, ya que la universidad dejó de estimular a sus miembros para realizar una labor que ahora no consideraba formativa. La cirugía se fue limitando a casos de estricta urgencia; mientras que en los hospitales progresaban nuevas técnicas, con la incorporación de becarios formados en el extranjero y gran afluencia al país de instrumental quirúrgico novedoso, donado al término de la guerra. El número de médicos no era en absoluto suficiente, cinco por turno en la Casa Central y sólo tres en las otras postas. Aún no existían anestesistas, y esta función seguía siendo atendida por los Internos con el viejo sistema de Ombrédanne, a pesar que los anestesistas tenían más de quince años en los hospitales de Santiago.

Fue la década radical, en cierto sentido un período introspectivo, donde se sentaron las bases de un despertar social, de un cambio de folio intelectual; la conducción del estado hurgando en todas las actividades colectivas intenta sacar al país del siglo pasado donde provincianamente insistía en permanecer. Un Juvenal Hernández en la Universidad de Chile, convierte a la cátedra en un centro de investigación, ampliando el abanico de su quehacer a áreas del arte y la cultura que le habían sido ajenos; mientras tanto la A.P. permaneció en la penumbra, que la alta torre de San Francisco proyectaba en la vecindad.

En 1948 Don Otto Wildner es designado director de la Beneficencia, fue subrogado por el médico jefe de la Casa Central, el doctor Mariano Bahamondes, su mano derecha durante años. Debido a los grandes cambios que sufriría la salud pública en los años siguientes nunca volvió a la dirección de A.P.

En el plano nacional un brusco cambio del timón político llevó a Gabriel González a dejar en el camino a sus antiguos aliados comunistas; dictó la Ley de Defensa de la Democracia y los comunistas fueron perseguidos y exonerados de sus cargos públicos, cuando no, relegados a pequeños pueblos alejados.

El 5 de julio, mientras una fuerte lluvia se dejaba caer en el barrio del Matadero, Juan llegó algo adelantado al 2.º turno. Ernesto se alegró del hecho, pues podía dejar la posta más pronto.

—Don Mariano me hizo avisar que corro peligro de ser arrestado, parece que anduvieron buscándome en la Casa Central.

Juan no podía creer lo que escuchaba. Rivera se veía tranquilo mientras se colocaba el abrigo.

—Yo estaría muerto de susto —afirmó, sin hallar que decirle a su colega en tales circunstancias.

—En verdad que lo estoy —dijo Rivera, tratando sin éxito de sonreír.

—He hecho algunos contactos con gentes muy encumbradas que me esconderán, la idea es viajar al extranjero, si es que todo sale bien.

Juan lo acompañó a la salida, llovía. Ernesto, con el ala del sombrero sobre un ojo y la solapa del abrigo levantada, le recordó a los héroes de las películas de moda. Juan insistió en pasarle su paraguas.

—¿Y cómo te lo voy a devolver? —se resistía Ernesto.

—Te lo regalo, quédatelo, por lo menos eso me haría sentir mejor —rezongó Juan emocionado.

Se abrazaron y Ernesto partió saltando charcos en dirección a Arturo Prat.

Antes de una hora dos policías llegaron a buscarlo. Don Pedro Piña, médico jefe de la Posta 2 por lo demás ya alertado de la situación, los recibió; y aunque nunca lo comentó con nadie, no fue necesario, pues rápidamente se corrió la voz, sobre todo porque esta Posta era la más pequeña y familiar.

De Ernesto Rivera, nada se supo por años incluso Carlos Navarro, su compadre, tampoco tuvo noticias de él.

Capítulo V

(1949 - 1957)

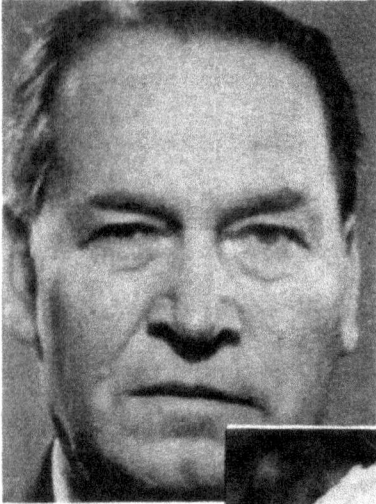

Edmundo Peterman

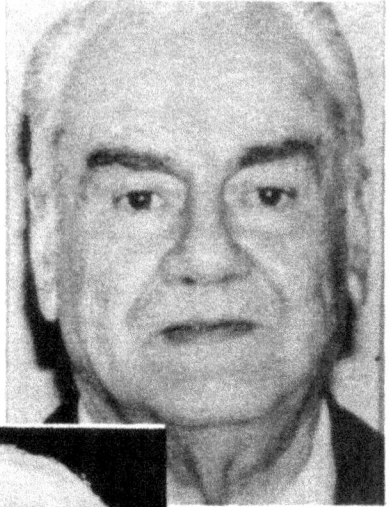

Dr. Emilio Salinas

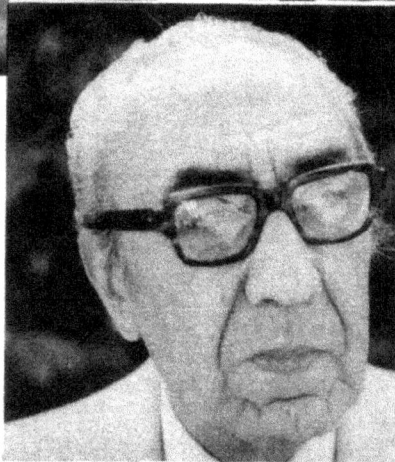

Raúl Zapata

Mariano Bahamondes

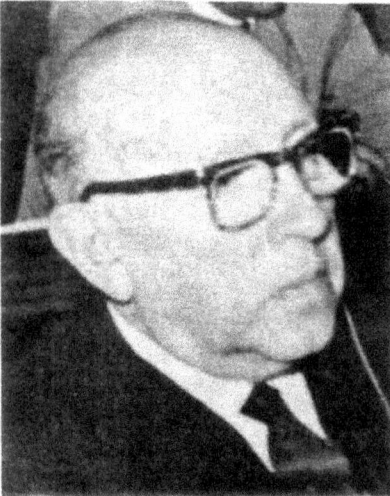

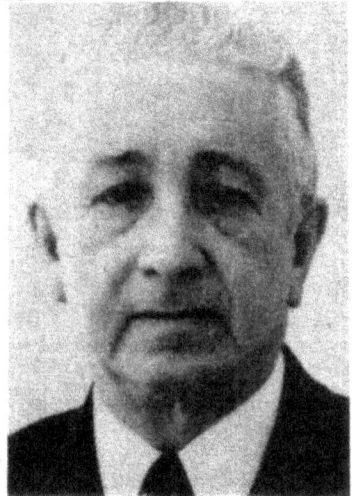

Manuel Tello

1

La segunda mitad del siglo encontró a la A.P., todavía en su sede principal, intentando superar la estrechez; desde hacía diez años se venía pidiendo sin éxito a las autoridades un nuevo recinto para la Casa Central. Pero corrían nuevos vientos en toda la organización de salud.

En 1948 la Sociedad de Cirugía y la Sociedad de Cirujanos de Hospital se unen para formar la Sociedad de Cirujanos de Chile. Para la A.P. representaba un paso importante. Ambas sociedades científicas habían por una década tenido una suerte de competencia; la antigua Sociedad de Cirugía estaba formada por los principales profesores universitarios, mientras que la más nueva, la de Cirujanos de Hospital, contaba entre sus miembros a los más jóvenes, muchos de ellos cirujanos de la A.P. a unificación significaba de algún modo que nuevamente se abrieran las puertas de la Universidad a la A.P. y que su trabajo y su técnica fueran reconocidas.

En 1949 se funda el Colegio Médico con la fusión de antiguas entidades gremiales: La AMECH, la Federación de Médicos de Hospital, del Seguro Obrero y de Sanidad. Su primer presidente fue el doctor René García Valenzuela. Las atribuciones que por ley le confirieron sus estatutos, fueron un pilar básico para que el cuerpo médico tuviera en el futuro una participación activa en la delineación de las políticas de salud. Esta, que desde la colonia había sido manejada por un grupo de personas de buena voluntad, se transforma en un bien colectivo que la sociedad exige a los gobernantes como un derecho. Las soluciones son encargadas a los técnicos, y el Colegio Médico y las sociedades científicas tienen sus representantes en las comisiones a cargo del estudio de los nuevos proyectos. El doctor Raúl Zapata, a la sazón ayudante 2° de la Casa Central y a quien la salud pública, novel disciplina de la medicina, comenzaba a tentar, formó parte de diferentes grupos de médicos encargados de aportar ideas para las grandes reformas de los años siguientes.

Existía acuerdo con el ministro de salud Mardones Restat en la formación de un servicio de salud estatal, pero los médicos y su gremio exigieron como un paso previo, la dictación de una ley que garantizara un trato justo y una remuneración adecuada para los profesionales de salud. En los hospitales de la Beneficencia el trabajo médico era prácticamente gratuito y esta situación se alargaba por años a pesar de los esfuerzos de la AMECH. La dictación del Estatuto Médico Funcionario en 1951, fue el resultado de años de lucha gremial y permitió en 1952 la formación del Servicio Nacional de Salud, con la fusión de la Beneficencia, el Seguro Obrero y la Sanidad.

Para todos los establecimientos de salud estos cambios fueron una revolución, para la A.P. fue la segunda revolución; la primera había sido la de 1939 con la salida de Luis Aguilar.

2

C arlos Andrés, el hijo de Leonora y Carlos Navarro, cumplió quince años en 1951. Su padre no volvió a casarse y seguía trabajando en la Posta 3. Cursaba el 3.º año de humanidades e, igual como lo pronosticara con gran orgullo su papá el día de su bautizo, sería médico. Nunca pensó en otra cosa. Desde niño tomaba los libros de medicina del escritorio de la casa, especialmente el "Testus", con sus cuatro grandes tomos de cuero negro con cientos de dibujos coloreados.

El día de su cumpleaños, pidió un regalo poco frecuente, quería presenciar una operación. Carlos, que desde la muerte de Leonora pasaba poco en casa, dedicado al trabajo como si ello lo aliviara, le respondió afirmativamente, pero no concretaba nunca la invitación. Luz Tapia que, era su madrina y, jamás olvidó saludarlo en su cumpleaños, cuando supo su deseo se apresuró a materializarlo y una mañana lo llevó a la Casa Central donde ya había pedido autorización.

Daniel González era el cirujano, operaba una vesícula. Lo vistieron con ropa de pabellón, gorro y mascarilla. Se le aclaró que no podía tocar nada, ni siquiera con el ruedo de la blusa. Lo que más le impresionó fue el olor del éter.

—Si sientes que te vas a desmayar te tiras para atrás.

Miraba por sobre el hombro de Daniel, subido en una tarima de madera. Este le explicaba los pasos a seguir. Entonces Daniel seccionó la piel «no más gruesa que la cáscara de un melón» se le ocurrió, y que extrañamente sangraba poco, poquísimo.

—Si sangrara tanto, como cuando tú te cortas los dedos, no veríamos nada, no podríamos operar —le explicó Daniel sonriendo.

Después con el abdomen abierto, le mostró las vísceras.

—¿No te sientes mal? —le preguntaban cada cierto rato.

—No, para nada —reclamó, tratando de parecer serio y ocultar su orgullo.

Finalizada la intervención, acompañó a Daniel a la sala de médicos donde le presentaron a otros miembros del turno y tomaron café.

—La colecistectomía, que así se llama la extirpación de la vesícula, es una intervención poco frecuente en los servicios de urgencia; hay muchos que postulan que no debe realizarse cuando la vesícula está inflamada, pues aumenta los riesgos de cometer un error; sin embargo, estamos tratando de demostrar que ello no es cierto —le explicó Daniel, que no dejaba de mirarlo, sorprendido por lo grande que encontraba al muchacho.

Luz Tapia lo acompañó hasta la calle. Carlos Andrés la abrazó agradecido. Partió caminando hacia la Alameda, por la vereda estrecha que deja el costado de la iglesia San Francisco. Allí se dio cuenta de lo apurado que estaba, no aguantaba los deseos de contárselo a su padre. Desde lejos vio el *trolley* 4 que venía doblando por Estado y corrió para abordarlo.

3

El 7 de agosto de 1951 la Asistencia Pública recordó sus 40 años de funcionamiento, tres millones de pacientes habían sido atendidos en este lapso. Se realizó una romería a las tumbas de los doctores del Río y Aguilar. Por la noche se efectuó una comida en el Círculo Español. Las ceremonias de celebración eran parecidas año a año y los problemas también los mismos.

La imperiosa urgencia de contar con un nuevo local para la Casa Central fue nuevamente traída a colación. El doctor Wildner actual director general de Beneficencia, y ex director de la A.P. apoyaba la idea, incluso había encargado a don Mariano Bahamondes la confección de los planos para una nueva construcción; 250 camas, en la misma ubicación, pues se consideraba que la calle San Francisco estaba suficientemente céntrica y era un lugar adecuado. Se hizo mención de que no existía, por parte de las autoridades de la Beneficencia, la intención de cerrar la A.P., para que los hospitales absorbieran las urgencias. Este tema se había puesto en el tapete por la publicación en los periódicos de un plan en ese sentido del doctor Ildefonso Arriagada, director del hospital San Borja; sin embargo, varias editoriales habían aparecido defendiendo la existencia de la A.P.

La Sociedad de Cirujanos dedicó una sesión para que la Asistencia diera cuenta del trabajo realizado en sus 40 años; los relatores fueron Mariano Bahamondes, Humberto Reyes y Gustavo Vergara; se recordó que en su primer decenio la A.P. atendió 29.500 pacientes anuales; mientras que en los últimos diez años atendió a 160.000 pacientes por año; de 450 operaciones la cifra subió a 2.800; sin embargo, su presupuesto no había subido en la misma forma, a pesar de la inflación.

Pero para iniciar la construcción eran necesarios los fondos públicos y la continua queja de la A.P. por obtenerlos del Fisco no había encontrado acogida.

Fue un hecho fortuito el causante del proyecto que en definitiva llevaría a la construcción de un nuevo local. Los senadores Freí y Allende concurrieron a un congreso en la Habana y posteriormente se trasladaron a Nueva York. La esposa del piloto de LAN, René Pairoa, enfermó y éste recurrió a su amigo el senador Allende sabedor que era médico. Allende le manifestó que no ejercía la medicina desde hacía años, además que su escasa práctica era de anatomopatólogo; pero que lo conectaría con don Mariano Bahamondes que casualmente también estaba en Nueva York. Don

Mariano con sus anteojos redondos de marco metálico, su calva y sonrisa permanente examinó a la mujer -quiste torcido del ovario- fue su diagnóstico, lo cual hacía necesaria una intervención de urgencia. El mismo acompañó a la paciente al hospital, sin embargo, debieron recorrer tres nosocomios antes de que fuera admitida. Don Mariano debió porfiar con sus colegas americanos, que no compartían su diagnóstico e indicación quirúrgica. Finalmente, la enferma fue intervenida comprobándose el acierto de don Mariano. Allende que había seguido de cerca las vicisitudes de la enferma en un país extranjero, abordó a don Mariano para expresarle su agradecimiento. Para su extrañeza, el doctor Bahamondes, ahora muy serio, le dijo que ese favor no sería gratis. Salvador Allende no lo entendía, los unía una antigua amistad, pues el senador con mucha frecuencia concurría, igual que algunos periodistas y noctámbulos, a la hora del tóxico a la Casa Central, donde se conversaba sobre cualquier cosa, tomándose un café mientras pasaban las horas en que el movimiento asistencial menguaba.

—Este pequeño servicio tiene un costo —insistió don Mariano.

Allende levantó los hombros, acomodándoselos lentes. —Mis honorarios son —dijo don Mariano —un nuevo edificio para la Asistencia Pública, llegando a Santiago presentas el proyecto en el Congreso—. Allende respiró aliviado, echándose a reír.

—Es un compromiso —le dijo estrechándole la mano.

4

En 1952, la popularidad de Gabriel González y del Partido Radical había decaído notablemente, el flagelo de la inflación fomentaba toda suerte de protestas. Carlos Ibáñez, senador por Santiago con primera mayoría, se candidateaba una vez más para la presidencia. El poder de los gremios se hacía sentir, las manifestaciones callejeras y huelgas eran frecuentes. El alza de 20 centavos de las micros había desencadenado una protesta ciudadana, con mucha violencia callejera recordada como "la huelga de la chaucha". La represión policial y los desaguisados de los huelguistas en la vía pública producían múltiples heridos, todo lo cual hacía prácticamente imposible la atención en la Asistencia, con un número escaso de médicos y con instalaciones tan precarias, que hasta las salas se goteaban apenas comenzaba a llover. Se tapaba un hoyo aquí y se abría otro al día siguiente.

El doctor Manuel Tello, médico jefe de la Casa Central, era conocido por el apodo de Tata, famoso por su vocabulario de grueso calibre que descargaba en cualquier circunstancia y que despertaba sonrisas y anécdotas reales y ficticias, por el uso y abuso que hacía de sus palabrotas. Acostumbraba a pasar visita diaria por todos los hospitalizados, premunido de un grueso lápiz rojo, con él dejaba sus indicaciones en la ficha sobre la terapia que debería usarse en cada caso. Así era imposible que su opinión pasara desapercibida.

La ratificación por el congreso de un acuerdo internacional suscrito por todos los países latinoamericanos en la O.E.A., en orden a la asistencia militar recíproca en caso de un ataque extranjero a cualquiera de sus miembros, era resistida fuertemente por los comunistas desde la clandestinidad. La guerra fría estaba desencadenada. El pacto militar se veía como una muestra más de la debilidad de nuestros países frente a EE.UU., embarcado en la guerra de Corea.

— ¿Por qué no esperar que el próximo presidente decidiera? —se preguntaban muchos, ya que las elecciones serían en septiembre y las manifestaciones de repudio se sucedían con altercados callejeros.

En julio, durante una noche nublada, mientras muchos esperaban locomoción para regresar a sus hogares, se produjo una balacera frente al cerro Santa Lucía, una ambulancia fue solicitada a la Casa Central.

Minutos después el paciente era examinado en un *box* de la A.P. Estaba consciente; relataba que se aprestaba a tomar micro, escuchó balazos, levantó una pierna y un fuerte dolor abdominal lo hizo caer al suelo, donde fue socorrido por otros transeúntes. Al examinarlo destacaba su intensa palidez y la barriga muy sensible al tratar de deprimirla con las manos.

—Aquí se rompió algo —sentenció el doctor Tello.

—¿A ti qué te parece?

—Opino lo mismo, pero no relata golpes ni heridas —respondió Daniel González, mientras se lavaba para intervenir al hombre que empeoraba con rapidez.

La exploración reveló, mucha sangre entre los intestinos que también estaban perforados. La causa, una bala que se encontró entre las vísceras.

—No nos vaya a salir con el cuento que se la tragó —comentó en voz alta Daniel, sin poder encontrar una explicación a sus hallazgos.

—Le entró por el hoyo del poto —se rió a sus espaldas el doctor Tello.

El caso se prestó a muchas bromas, cuando se comprobó con un examen del ano que efectivamente la bala había entrado por allí, tan limpiamente que apenas había erosionado sus bordes. Supuestamente la bala rebotó en el pavimento de la calle y sorprendió al paciente al levantar la pierna para subir la pisadera.

La dictación del estatuto del médico funcionario produjo una gran conmoción en los servicios públicos. La nueva ley exigía a los médicos contratarse con un máximo de seis horas diarias. Con anterioridad, dados los exiguos sueldos, los médicos tenían múltiples contratos en diferentes hospitales, sarcásticamente se los denominaba médicos-taxis. Con esta exigencia legal debieron renunciar a muchos de sus cargos y escoger sólo los que querían conservar. En la A.P. muchos de los más antiguos renunciaron. Varios jefes de turno que ocupaban cargos de cirujano, no lo eran propiamente, aunque tenían una especialidad afín, como urólogos o ginecólogos, y prefirieron conservar cargos en hospitales donde podían dedicarse a su especialidad. El tiraje de la chimenea fue rapidísimo, de ayudantes segundos algunos ascendieron directamente a jefe de turno.

Ricardo Flores se retiró «había entrado a la institución como alumno en 1913», se recordó en su despedida. Su vida privada había presentado un gran vuelco, separado de su esposa, convivía con la joven doctora Cristina Alvear. Clarisa se había negado persistentemente a concederle el divorcio, incluso en un comienzo le hizo la vida imposible, con escenas violentas y llamadas telefónicas, de las cuales sus colegas se enteraban con pelos y señales, pues nunca fue discreta para expresar su ira. De los bienes acumulados por la pareja en 25 años, su abogado, más su todopoderosa familia demostraron que pertenecían al patrimonio heredado por ella. —Te vas como llegaste —le gritó Clarisa —con una mano por delante y otra por detrás. ¡Ah! aunque supongo que muy feliz ahora que eres padre de un hijo de puta —había agregado antes de colgar el teléfono, haciendo mención al reciente parto de Cristina.

Carlos Navarro también ascendió, pero sobre todo vio aumentar su salario de $7.500 a $54.000. El aumento era tan sustantivo que no lo podía creer, con razón la prensa lo llamó el "estatuto del médico millonario".

—¿Te parece que nos compremos auto? —le preguntó a su hijo —pero voy a tener que aprender a manejar.

—Yo te enseño —le contestó Carlos Andrés, que ese año además de terminar el colegio, había crecido tanto que lo sobrepasaba fácilmente por una cuarta.

—Me gusta el Chevrolet 51, más que el nuevo —insistió el padre.

—Rojo —afirmó el muchacho.

—Verde, verde, lo compré verde, ya me lo compré —respondió Carlos excitado y riendo.

—También me encantan verdes —le respondió Carlos Andrés abrazándolo.

En agosto, días antes de cerrarse la campaña presidencial, Carlos Andrés desfiló por la Alameda al mediodía. Una enorme multitud acompañaba en su marcha a Ibáñez, el General de la Esperanza. Enarbolaba en su mano una pequeña escoba, que para limpiar el flamante auto le había regalado a su padre. Era el símbolo de la campaña, desde los balcones del Club de la Unión los socios observaban el desfile.

—Están asustados los viejos —le comentó su vecino.

—Mi viejo votará por Pedro Enrique Alfonso, de puro porfiado —iba a contarle Carlos Andrés, pero no valía la pena.

El 15 de diciembre se aprobó en el congreso un impuesto de algunos centavos a cada litro de bencina vendida en Santiago, para la construcción del nuevo edificio de la Asistencia Pública. El impuesto cobrado por cinco años produciría la cifra estimada para la nueva construcción. Una comisión discutía ya la nueva ubicación: Marcoleta frente al mercado J. A. Ríos o frente a la Universidad Católica. El proyecto había sido vetado en agosto de 1951 por Gabriel González, con la nueva administración, la ley fue aprobada.

5

P ara abril de 1954, se había por fin tomado algunas decisiones, la nueva Casa Central sería construida en el sitio que ocupaba el hospicio de ancianos en Portugal, entre Marcoleta y Curicó, la diagonal Paraguay se prolongaría formando una nueva manzana. La sociedad constructora de establecimientos hospitalarios llamó a propuestas públicas, por primera vez. Pero los esquivos recursos fueron nuevamente insuficientes. Los costos estimados por el proyecto se habían elevado sideralmente, pues la inflación no había sido capaz de contenerse, a pesar de los esfuerzos de Ibáñez, quien contrató un equipo técnico extranjero para asesorarse en ese aspecto, la misión Klein-Sack.

Fue así que la institución continuó vegetando en su pobreza y física estrechez. Los diarios mostraban en sus fotografías los muros de adobe resquebrajados por la humedad. El presupuesto habitual se hacía incapaz para las reparaciones y parches.

La comunidad eclesiástica de los Franciscanos, con su Iglesia distante una cuadra del viejo caserón de la A.P., fueron desde su fundación quienes enviaron a uno de los suyos como capellán, un sacerdote encargado de administrar los sacramentos a los moribundos o a quienes lo solicitaban. El padre Luis Yáñez creó por entonces la asociación de cooperadores de la Asistencia Pública, su presidenta fue doña Olivia Matte, quien con su grupo básicamente femenino se encargó de recoger donativos en dinero o especies para la institución. En mayo de 1955 organizaron una colecta en Santiago. Con la creación del Servicio de Salud, entidad estatal y no de beneficencia como lo era antes, la A.P. no podía legalmente ahora organizar colectas, pero la asociación, que no tenía fines de lucro podía hacerlo.

—Necesitamos con urgencia reparar la techumbre —se quejaba el director.

—Veremos, déjelo de nuestro cargo —contestaba doña Olivia y al poco tiempo los recursos aparecían.

En octubre un tranvía Nº 79, Matadero-Palma, se incendió en San Diego a dos cuadras de la Alameda. 55 quemados llegaron simultáneamente a la Casa Central. Al parecer un pasajero transportaba gasolina que volcó inflamándose con las chispas del motor eléctrico del vehículo.

Para cualquier hospital del mundo un número tal de quemados es una contingencia que colma su capacidad. Pero para un centro asistencial ya carenciado es verdaderamente imposible realizar con eficacia una labor medianamente aceptable.

Era indispensable contar con un servicio especializado para los quemados, pacientes de gravísimo riesgo, que bien tratados podrían ser recuperados en un buen porcentaje. Se necesitaba también una unidad para tratar pacientes muy graves, la UTI (Unidad de Tratamiento Intensivo) que en los países más desarrollados mostraba su éxito en las comunicaciones científicas que todos conocían. El seguir trabajando en condiciones antediluvianas producía una frustración en todos aquellos que tenían responsabilidad directiva. Sin embargo, luchando con las dificultades antes dichas, la conciencia del deber ante la comunidad se imponía y con los exiguos medios se seguía creando.

El 31 de julio del 55 es inaugurado por fin el servicio de urgencias dental, sus primeros miembros fueron: Keny Yutronic, Mario Araneda y Miguel Lezaeta.

Cualquier mortal que ha sufrido un dolor de muelas a medianoche, comprenderá lo necesario que es contar con un alivio para tan espantosa inclemencia del Altísimo. Los médicos, absolutamente incompetentes en estos terrenos de los odontólogos, por años debieron recurrir a la morfina como único alivio para los desafortunados; hasta que un iluminado, cuya identidad es mejor seguir manteniendo anónima, dicen, leyó por ahí que el alcohol absoluto instilado con una jeringa por la nariz aliviaba la dolencia, de tal modo que esta práctica se hizo frecuente entre los médicos de la A.P. Los apelativos que a dicha terapia ha dado la posteridad, tampoco son reproducibles en este texto.

En agosto del 56, la A.P. festejó su aniversario N° 45.

Otra vez discursos, se mostró la impresionante maqueta de la nueva Casa Central. Se llamó por 2.ª vez a propuestas públicas para su construcción. Un edificio de 7 pisos, 207 camas, helipuerto para recibir pacientes que requieran un traslado por este moderno medio transporte.

En la plaza de la Constitución, el ministro hizo entrega a don Mariano Bahamondes de 20 flamantes ambulancias para su servicio en las diferentes postas de Santiago. Para ese entonces la A.P. se había hecho cargo de la Posta municipal de Ñuñoa. Sucedió que la municipalidad no pudo cancelar los sueldos (con el nuevo estatuto funcionario) a sus médicos. El asunto tuvo connotaciones públicas y las autoridades del servicio pidieron a la A.P. que interviniera, tomándola a su cargo.

El 1 de julio de 1953, se realizó el traspaso; el doctor Edmundo Peterman fue nombrado su primer médico jefe y los turnos se organizaron con el mismo sistema que en las demás dependencias de la A.P. Se le llamó Posta 4, se ubicaba en Villaseca con Irarrázaval, la principal arteria de Ñuñoa, populosa comuna de clase media.

La nueva Posta debió implementarse con lo que se encontró a mano para que sirviera a sus propósitos. En todo caso los pacientes de mayor gravedad debían derivarse a la Casa Central, que en su insuficiencia de algún modo debía absorber la nueva demanda.

Por otro lado, la Municipalidad de Providencia, poseía en Manuel Montt, entre Providencia y Las Lilas (E. Yáñez), un dispensario, vacunatorio donde un médico atendía urgencias en las noches. Se le llamaba Posta 5, aunque no perteneciera a la A.P. Como este pequeño y rudimentario dispensario no contaba con los medios de resolver emergencias de envergadura, jocosamente era llamado centro de primeros traslados, en vez de centro de primeros auxilios. Al crearse más tarde el servicio de urgencia del Hospital Salvador relativamente cercano, la Posta N°5 se anexó a él en 1958.

Por fin y siendo presidente de la sociedad de establecimientos hospitalarios el doctor Sótero del Río, el año 1957 se inicia la ansiada construcción. En los terrenos del hospicio de Santiago, en la calle Portugal, llamada anteriormente de la Maestranza y aún mucho antes, de la Ollería. Una nueva etapa se comienza a vivir en la A.P., con todos los ojos puestos en los avances de la futura nueva casa.

Capítulo VI

(1957 - 1967)

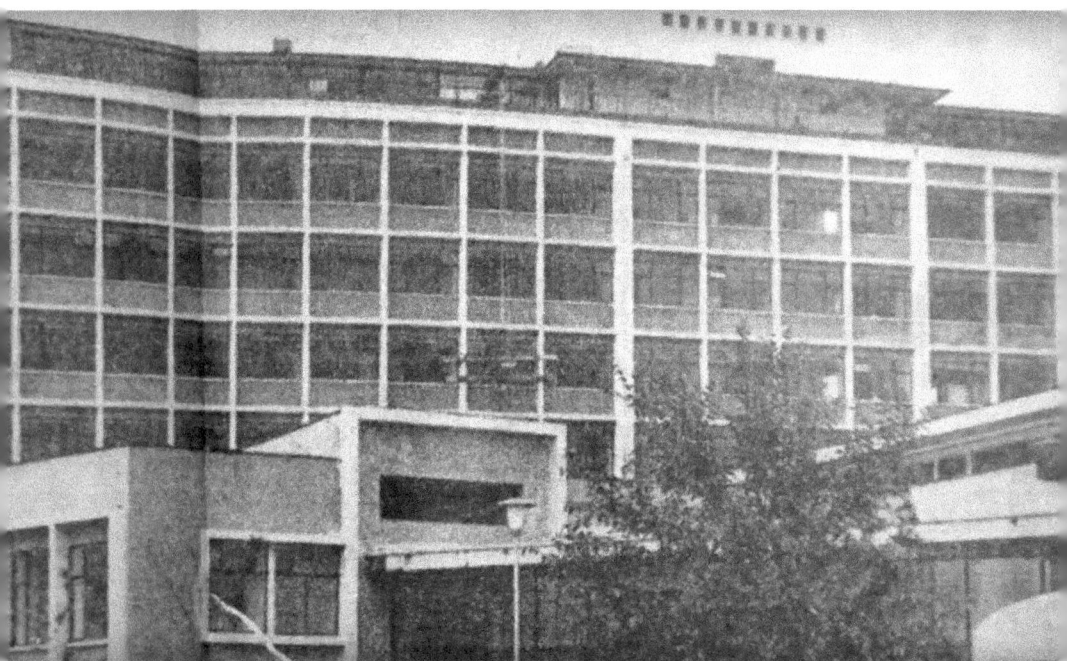
La nueva Asistencia Pública recién construida.

1

Carlos Andrés estudió medicina en la Universidad Católica, muy cerca del Hospicio donde se construía la nueva sede. Caminando desde la Alameda por la vereda poniente, se alzaban los tres pisos de la Escuela, con sus ladrillos sin revocar que hacía parecer que nunca se terminó el edificio. Acostumbraba, en sus pocos ratos libres, a andar una cuadra más e ir a observar los progresos de la construcción; primero las máquinas excavadoras practicando un gran hoyo en el terreno, con decenas de camiones que llevaban toneladas de tierra y piedras y quizás cuantos recuerdos sin memoria de los cientos de ancianos abandonados que moraron por años en ese solar. Después con bastante rapidez se alzaron los muros uno a uno, se veía enorme. Rafael Cisternas, su compañero de curso, lo seguía en esa aventura, mientras observaban el edificio a través de las hendiduras que dejaba el cerco que lo aislaba de la calle.

Carlos Andrés, Rafael y Luís Cuevas habían ingresado a la A.P. en 1956, mientras cursaban el sexto año. Carlos Navarro padre, no había querido que su hijo lo hiciera antes, a pesar de su insistencia. Por lo menos debería haber completado las asignaturas de Medicina y Cirugía argumentaba el doctor. La labor básicamente asistencial que deberían realizar no la consideraba apta para alumnos sin ninguna experiencia en el manejo de pacientes, a menudo muy graves. En sus largos años en la Asistencia había observado que los muchachos tendían a memorizar ciertos tratamientos para enfermedades de consulta habitual, a la manera de recetas de cocina, perdiendo así su capacidad analítica. El trabajo asistencial podía ser una buena escuela para los médicos, debido a la gran cantidad de casos, pero para que ello fuera fructífero era necesario una base teórica, que los médicos de la A.P. no eran capaces de entregar debido a que la gran cantidad de trabajo lo impedía.

Los seis muchachos fueron instruidos como auxiliares técnicos de anestesia. La Asistencia seguía sin contar con estos especialistas para cubrir las necesidades de todos los turnos en la Casa Central y menos aún en la Postas periféricas. El doctor Waldemar Badía, que también era anestesista de la Universidad Católica, los había asistido en su formación teórica para que no se convirtieran en simples practicantes de esa disciplina.

Las primeras actuaciones que debieron cumplir completamente solos les produjeron reacciones diversas. Carlos Andrés estaba nervioso, no podía encontrarle una vena a una joven algo maciza que debía ser operada del apéndice. Los cirujanos ya se habían lavado, mientras la arsenalera tenía su mesa preparada, conversaba de cualquier cosa y a ratos reían. Carlos enrojecía cada vez más sin poder pincharla. Había probado en ambos brazos.

—Perdonen, pero tiene unas venas muy difíciles —se excusó frente al grupo que le aguardaba.

—Tómese su tiempo doctor —le respondió el más viejo.

Pero la vena no se dejaba. Una auxiliar que varias veces había entrado y salido del pabellón le ofreció ayuda.

—¿Me deja probar a mí?

Fue un alivio. La mujer ubicó una vena e insertó una aguja fijándola con tela. Por fin comenzó la anestesia. No tuvo problemas para intubarla, que esa era la maniobra más difícil. Observó que bajo a aguja había un "huevo" o sea que la vena que tanto costó pinchar se había roto. No estaba en condiciones de usar alguna droga de emergencia si se producía un accidente. La vía venosa era una exigencia fundamental. Trató en vano de encontrar otra. Por suerte la operación fue breve.

—Estuvo muy buena su anestesia —le agradeció el cirujano, que lo había observado de reojo y captado su preocupación.

—Gracias —murmuró, aliviado y sudoroso.

Carlos Andrés contó su mala experiencia a sus compañeros, el gordo Cisternas, como llamaban a Rafael, era un tipo muy meticuloso, un obsesivo, según sus conocidos, manifestó también su aflicción. No se atrevía ni por un segundo a sacar el dedo de la arteria del cuello para controlar el pulso, mientras un espasmo en el estómago o en alguna tripa lo acompañaba toda la operación. Sólo cuando los cirujanos habían abandonado el pabellón y tenía que despertar al paciente se lograba relajar.

Cuevas no había tenido dificultades.

—Tampoco lo contaría —confidenció el gordo a Navarro—. Tú sabes lo fanfarrón que es.

Carlos Andrés no respondió, no le gustaban los pelambres, pero que Luís era especial lo sabía desde el primer año de Medicina. Era un buen alumno, peleador por lo que estimaba sus derechos, aunque ello significara no respetar el de lo demás. Se había comprado un fonendoscopio y lo llevaba colgando del cuello, que no usaría hasta el año siguiente. Las bromas que le hacían por esto no las contestaba. Quizás debido a ello, o a su porte porque era alto y bien parecido, se ganó el apodo de Olímpico que alguien le caló, no con buena intención.

—Qué Olímpico ni que ocho cuartos —comentó Carlos Navarro a su hijo —para mí que es un pesado y nada más.

Para diciembre ya se sentían más seguros y las angustias habían disminuido.

En 1957 comenzaron su internado y cumplir con el trabajo en la A.P. se hacía más engorroso. A veces había que cambiar los turnos con algún compañero para no faltar a las obligaciones de la escuela, especialmente en la pasada por la maternidad, donde había que hacer turno de noche cada cuatro días.

El general Ibáñez, el General de la Esperanza, terminó su gobierno casi sin ningún apoyo. La inflación lo había derrotado. Se lo acusaba de haber favorecido a la familia y amigos, a él, que había prometido barrer con la politiquería, burocracia y prebendas de los gobiernos radicales. El general se iba sin pena ni gloria, sin herederos políticos o alguien que quisiera continuar con su obra o pensamiento. Según sus panegiristas quiso demostrar que era capaz de ser un gobernante democrático para que el pueblo olvidara al tirano de los años 30. Quizás la mayor oposición la tuvo en la Central Única de Trabajadores de Chile, CUTCH, la organización sindical alcanzó en esa época sus mayores éxitos. Clotario Blest, dirigente de orientación social cristiana, convocó a paros de actividades con una adherencia nunca vistas, pero que en general fueron tranquilas. Sin embargo, la violencia de las masas se manifestó el 2 de abril del 57. El alza de la locomoción era el detonante habitual del repudio a los gobiernos. Los estudiantes detenían el tránsito en las calles, le sacaban los toma-corrientes a los *trolleys*, dejándolos como monstruos inermes en medio de la Alameda. Pero las cosas llegaron a peores al llenarse delincuentes el centro, hicieron barricadas con los bancos de las plazas; le prendieron fuego a maderos en medio de las calzadas y al atardecer grupos de maleantes asaltaron tiendas, incluso la Armería Italiana, con lo cual aumentó su potencial de agresividad.

Los semáforos, la mayoría de muy reciente instalación, fueron destrozados a pedradas. El comercio cerró sus puertas y las escuelas suspendieron sus clases. Hordas de bárbaros se tomaron el Centro.

El doctor Tello ordenó reforzar los turnos.

Se decía que Carabineros había recibido órdenes de abandonar las calles y que el Ejército se haría cargo de la situación. Después de ponerse el sol se empezaron a escuchar balazos, cada vez más frecuentes.

—En el cerro Santa Lucía están fusilando gente —decían los más alarmistas. Los más viejos no podían dejar de recordar los sucesos que treinta años antes hicieron caer al general.

Fue una noche movida, se atendieron decenas de contusos, incluso heridos de bala como era de esperar. En medio del silencio se hacía sentir a ratos el inconfundible tableteo de una ametralladora, que parecía muy cercana a la Casa Central. Esa noche no hubo la habitual repartición de algunas horas para echar una pestañada.

Por la mañana las cosas se fueron calmando. Al mediodía Carlos Andrés encontró a su padre en casa. En ambos las huellas de la noche en vela eran evidentes.

—Te dije que esta era una pega de mierda —dijo el padre, tratando de sonreír —a mí me duelen los pies, especialmente en el pabellón.

—Te estás poniendo viejo —respondió el hijo, simulando realizar unas flexiones con los brazos para demostrar su buen estado físico.

En julio las actividades del país se vieron nuevamente detenidas, ahora por otras causas, una epidemia mundial de gripe. La Influenza o Gripe Asiática, producida por un virus bautizado Hong Kong, enfermó a más del 80% de la población.

En la A.P. había que hacer cola para consultar, el personal médico y auxiliar se hacía escaso, pues también estaban afectados por la contagiosa enfermedad.

Debió echarse mano a todos los recursos, los auxiliares técnicos de anestesia tuvieron que atender los *boxes*.

La gripe en sí no tenía remedio, el problema era distinguir quienes estaban complicados de neumonía. La gran cantidad de pacientes hacía imposible mirarlos a todos a Rx. Las autoridades de salud habían informado a la población que los antibióticos no debían ser usados para esta enfermedad. Se corría el riesgo que se agotaran en el país, si un gran número de enfermos *motu proprio* decidía su uso.

Aunque no se quiso producir alarma pública, se debió cerrar colegios, teatros y cualquier recinto de concurrencia masiva. Los muertos no fueron escasos, especialmente entre ancianos y niños de bajo peso.

La gripe de Hong Kong fue la última epidemia que asoló Santiago desde los tiempos de la Colonia.

2

Para las elecciones presidenciales del 58, se sintió un fuerte sismo en Santiago, el epicentro fue las Melosas, en el Cajón del Maipo. Quizás fue una advertencia para el candidato electo: Don Jorge Alessandri, pues en mayo de 1960, mientras pronunciaba su mensaje anual al Congreso y al país, se producía el terremoto considerado el más violento jamás registrado en el planeta. Durante dos días terremoto y maremoto destruyeron desde Concepción a Puerto Montt cuanta construcción encontraron a su paso.

La movilización en ayuda de los sureños fue masiva. Toda la población, cual más, cual menos, aportó su cuota. La Asistencia Pública puso todos los recursos humanos y materiales a cargo de las autoridades para que dispusiera de ellos. La ayuda internacional también fue de grandes proporciones, más de cien naciones de los rincones más apartados enviaron su cooperación. Estados Unidos mandó dos hospitales de campaña, como los que usaba su Ejército en los campos de batalla. Este tipo de unidades móviles eran para nosotros una novedad. El hospital constaba de carpas, instrumental para operar y dar anestesia.

Fueron instalados en Valdivia y Puerto Montt atendido por personal del Ejército de Estados Unidos.

Pasados los primeros días y cuando ya se normalizaban las atenciones médicas, una nueva causa de alarma pública se presentó. Con el sismo la geografía de la región cambió; el desagüe natural del Lago Riñihue se ocluyó, el agua comenzó a subir de nivel, llegaría un momento en que se desbordaría, arrastrando a su paso miles de toneladas de agua y barro; la ciudad de Valdivia sería arrasada. Se movilizaron hombres y máquinas para, apresuradamente, construir un canal por donde escurriera el agua. Frente a la imponente mole de escombros a remover, las pesadas retroexcavadoras parecían insectos y los hombres insignificantes virus alarmados, pero alertas. Igual que en las películas de terror, en el último momento el hombre venció. Sin embargo, la naturaleza obtuvo una buena tajada, diez mil personas entre muertos y desaparecidos; más cientos de miles que perdieron su labor de años.

Algo de lo que se aprendió sirvió para que más tarde se creara una oficina especial del ministerio para atender catástrofes; aunque lógicamente, nadie puede estar preparado para un cataclismo. El Ejército de los

Estados Unidos donó los hospitales de campaña al chileno.

Las pérdidas materiales fueron enormes. El gobierno de Alessandri, que se había propuesto el ambicioso plan de pavimentar la carretera desde Arica a Puerto Montt, debió cambiar el destino de los fondos públicos para encarar la reconstrucción. Desde el año anterior las obras de la nueva A.P. se habían paralizado, el dinero recaudado con el impuesto a la bencina más colectas y carreras de caballos, no había sido suficiente. La inflación había multiplicado varias veces los presupuestos primitivos y el hecho de que los fondos obtenidos no ganaban reajustes, los hacía irrisoriamente pequeños. Las posibilidades de terminar la enorme construcción paralizada en su obra gruesa, se vislumbraban remotas. Los hospitales de Osorno y Valdivia que atendían extensas regiones quedaron inhabilitados y su reparación era prioritaria.

Fue así que la A.P. debió recordar en 1961, sus cincuenta años de funcionamiento, en su vieja casa de San Francisco. Se realizaron los tradicionales actos de celebración. Más de 5.500.000 pacientes habían sido atendidos. El doctor Bahamondes organizó un almuerzo con todos los funcionarios, financiado por la sociedad de Damas Cooperadoras. En la tarde en el Teatro Municipal se entregaron medallas a quienes cumplían 30 años de labor y por la noche se realizó una comida en el Club de la Unión, con la asistencia del director del Servicio Nacional de Salud, doctor Gustavo Fricke. Se hizo una reseña histórica de la A.P., entre muchos datos se recordó que el primer paciente atendido, el 7 de agosto de 1911, se llamaba Domingo Tello, consultó por una úlcera en una pierna; el honor le correspondió al doctor Antonino Montenegro y según consta en el registro que se hizo de la curación se le practicó "tajo y mecha", lo que en la jerga de hoy equivale a incisión y drenaje.

3

Don Mariano Bahamondes dirigía la A.P. desde 1948, la gran ambición en sus últimos años en la institución fue la terminación del nuevo edificio. Sin embargo, que la construcción se hubiera detenido por tres años y que no hubiera signos que se pudiera reanudar, terminaron con su paciencia. En febrero de 1962 llamó al doctor Raúl Zapata, pidiéndole que se hiciera cargo definitivo de la dirección.

El doctor Zapata era jefe de turno desde 1952, pero a la sazón era el único miembro de la A.P. con conocimiento en salud pública, los que se consideraban necesarios para dirigir un hospital, según las normas impartidas por la escuela de salubridad creada en la década de los 40s.

El doctor Tello, médico jefe de la Casa Central, también desde el 48, había jubilado dos años antes, y el doctor Edmundo Peterman había asumido ese cargo, y era quien reemplazaba a don Mariano en sus vacaciones o permisos de cualquier tipo.

Por reglamento la subrogancia del cargo de director le correspondía a los jefes de postas, por este motivo para que el doctor Zapata pudiera asumir la dirección, éstos debieron renunciar por escrito a su derecho. Meses después, cuando la renuncia del doctor Bahamondes se formalizó, el cargo fue llamado a concurso, por primera en la historia de la A.P., y fue ganado por el Dr. Zapata.

Carlos Andrés y Rafael Cisternas, además de haber sido compañeros de curso, mantenían una buena amistad y aunque no trabajaban en el mismo turno, se veían con frecuencia.

Carlos había ayudado al doctor Salinas, su jefe de turno, a sacarle un cuerpo extraño autointroducido por el ano a un homosexual. Esto era un hecho más o menos frecuente, quizás uno ó dos pacientes al año. Ocasionalmente eran botellas de vidrio, con el consiguiente peligro de rotura. Los casos se prestaban a todo tipo de bromas; inmediatamente se recordaban los casos que cada uno había visto. Existía una vitrina donde, como en un museo, se exhibían los variados elementos retirados del recto. A veces resultaba imposible sacarlos por el mismo ano y debía abrirse el abdomen, lo cual entrañaba serias posibilidades de complicaciones graves, incluso mortales. Todos tenían en común las historias más variadas relatadas por los hechores para no confesar su sodomía. Casi siempre contaban una caída y que casualmente el cuerpo extraño se había introducido en el ano; lógicamente su ficción no resistía ningún análisis; otros más inteligentes inventaban que terceros lo habían cometido como una venganza.

El "Mito", como cariñosamente llamaban al doctor Emilio Salinas, había logrado extraer el cuerpo extraño. Se trataba de un salchichón como un salame. Carlos Andrés lo asistía sujetando unas valvas para dilatar el esfínter del ano.

Al término de la intervención, mientras un enjambre de curiosos llegaba a ver el salchichón y hacían bromas al respecto, Carlos supo que el gordo Cisternas lo estaba esperando.

—Anita María tiene un tremendo ganglio supraclavicular, está llena de ganglios, y un bazo así —le dijo Rafael muy excitado.

Carlos Andrés con el ánimo aún festivo por el asunto del homosexual, lo tomó en tono jocoso, y le respondió con una broma acerca de las circunstancias en que su amigo había palpado tan prolijamente a su novia.

—No seas idiota, se lo descubrió ella misma.

Cisternas estaba pálido y antes que Carlos, ahora cambiando de tono, fuera a contestarle, se echó a llorar.

A los pocos días el diagnóstico quedó claro, Anita María tenía leucemia, lo cual por esos días era rápidamente fatal.

Rafael Cisternas era un tipo quemado, gordo, físicamente poco atractivo, compensaba su desventaja con una gran simpatía desde la época de la escuela. Gran admirador de los Beatles, se esforzaba por ser quien mejor bailaba el *twist* o el *rock and roll*; terminaba las fiestas exhausto y sudoroso. Por tres ó cuatro años pololeó con una chica estudiante de enfermería, todo hacía suponer que terminarían en matrimonio; se habían colocado ilusión, un anillo delgadito que algunos regalaban a sus pololas antes de formalizar su noviazgo; pero abruptamente ella rompió el compromiso y antes de un mes estaba casada con otro individuo, un empleado internacional y con él se fue a vivir a Estados Unidos. De esta mala experiencia le costó recuperarse. Su actual relación con Anita María tenía pocos meses. Ella era una chica bastante tímida a quien Carlos no ubicaba mucho.

La enfermedad cambió el carácter de Rafael, andaba huraño y silencioso, en contraste con su ánimo habitualmente jovial, y es que la salud de la muchacha había empeorado. Los especialistas, a quien Rafael la había llevado, formularon un pésimo pronóstico: No viviría más de dos ó tres meses, a pesar de las drogas de reciente aparición que se le estaba suministrando.

Carlos Andrés compartía la desazón de su amigo, y mientras atendía el *box*, no podía alejarlo de su mente. Una jovencita de 16 años ingresó retorciéndose de dolor. La madre que la acompañaba, y que no fue autorizada para entrar a la sala de examen, aseguraba que tenía un ataque de la vesícula. Las cosas eran distintas, soltera, había mantenido en secreto su embarazo hasta el fin y ahora estaba dando a luz; sin embargo, por el terror que le inspiraban sus padres, persistía en negarlo. Los gritos de la chica estremecían el patio y la incómoda sala de espera contigua, por lo cual la madre insistía en entrar al *box*. El jefe de turno alarmado por el ruido acudió a auxiliarlo. La cabeza del niño ya se asomaba y no había tiempo de trasladarla a una maternidad. Mientras Carlos asistía el parto fue a darle la noticia a la sorprendida madre, bruscamente convertida en abuela. El caso no era infrecuente, incluso una vez una muchacha insistió en que el bebé no era de ella y que el doctor la calumniaba.

Apaciguada por el jefe, la madre entró al *box*, la chica extenuada después de dar a luz lloraba, también el pequeño envuelto en sábanas en brazos de una auxiliar.

—Todo salió bien, pero deberemos trasladarlos a la maternidad —le informó Carlos.

—¿Qué le vamos a decir a mi marido? —respondió la madre desesperada —es capaz de matarme.

Afuera lo esperaba Rafael. Carlos temió lo peor.

—He decidido casarme con Anita María.

Carlos no supo que contestarle.

—Sé que eso la hará feliz.

Carlos seguía mudo.

—Cuando nacemos todos sabemos que vamos a morir y nadie puede saber cuántos años vivirá —prosiguió Rafael —yo no podría asegurar que estaré vivo esta otra semana, después de todo seis meses o un año de felicidad pueden valer más que veinte años de rutina. Nos casamos el sábado, quiero que cambies el turno para que puedas ir.

—Con gusto —lo interrumpió Carlos. Se lo veía extremadamente animado, tenía resuelto todos los detalles, había conseguido la iglesia, y un sacerdote amigo celebraría el oficio. La luna de miel en Viña del Mar, pues no quería estar alejado de Santiago por si ocurría alguna emergencia.

—Anoche nos pusimos las argollas —le señaló mostrándole la mano.

Dadas las circunstancias, Carlos supuso que el matrimonio sería algo privado, pero no fue así. La novia de blanco se veía extraordinariamente feliz, disimulando su palidez con carmín. El tradicional vals de los novios terminó en un agitado *rock and roll*. Rafael, de impecable chaqué, demostró ser el mejor de todos.

Sólo 18 días duró el matrimonio, Anita cayó en coma y falleció.

—Sabemos que sucederá —comentó Rafael pensativo —pero nunca podemos asegurar cuando…

4

En 1963, siendo presidente de la sociedad constructora de establecimientos hospitalarios, don Benjamín Cid, se reinicia por fin la construcción del nuevo edificio para la Casa Central, paralizada por cuatro largos años.

También el 63 se inaugura el servicio de radio-transmisión para las ambulancias, adelanto técnico que permitía una gran economía de combustible y del uso del material rodante, además de aumentar su eficiencia.

La anhelada terminación del edificio, un sueño de años, parecía por fin concretarse, pero ello suponía nuevos desafíos. En medio siglo de labor, las técnicas y los conceptos sobre la salud habían cambiado, la población de Santiago se había cuadruplicado; la vieja Casa Central había visto nacer las sulfas, los antibióticos, los nuevos aparatos de Rx.; la especialización en diferentes disciplinas, como anestesiólogos, radiólogos y traumatólogos; nacían los conceptos de unidad coronaria, de UTI y los servicios aislados para el cuidado de los quemados; la necesidad de contar con oftalmólogos para salvar de una segura ceguera a los accidentados. Las técnicas de enfermería se habían modificado. Para el comienzo del siglo los hospitales, básicamente a cargo de personas de buena voluntad, delegaban el manejo de los pacientes a congregaciones religiosas y aunque la A.P., por la especial visión de su fundador, contaba con personal que tenía alguna formación técnica, estaba lejos de un ideal. Sólo poseía seis enfermeras con título universitario, que por su escasez ejercían labores administrativas. La señorita María Torres, era la jefa de las enfermeras; había ingresado a la institución en septiembre del 39; como sus antecesoras vivía en la misma Casa Central; el manejo del personal y de la casa misma hacía pensar al verla en la dueña de una pensión, con un grueso llavero colgando del delantal. La señorita María, la tía, nunca se casó —absorbida por el trabajo —acostumbraba a decir —y aunque tuve pretendientes, preferí casarme con la Asistencia.

Era indispensable la formación de nuevos cuadros técnicos y profesionales para abordar con eficacia el porvenir que ahora parecía más cercano. Esta fue una preocupación adicional para el doctor Zapata; por un lado luchar para que la construcción no fuera a sufrir nuevas paralizaciones y por otro, conseguir que se aumentara la planta del personal. Esto último era una tarea difícil, los directores de hospitales cuentan con una planta fija y no está en sus manos el hacer contrataciones.

Aprovechando una delegación temporal de la facultad para contratar personal, el Dr. Zapata aumentó su gente en casi 400 personas.

Por otro lado, los reglamentos vigentes calificaban al personal en obreros y auxiliares; su grado de escolaridad impedía a muchos optar a un cargo superior, y por lo tanto a un mayor sueldo.

El doctor Zapata logró un convenio con la escuela Abelardo Núñez y que 94 funcionarios contratados como obreros obtuvieran su licencia primaria; debiendo asistir a clases en horarios especiales para lo cual se les dio facilidades. Más tarde y en vista del éxito alcanzado por el curso, 300 empleados de servicio toman un curso para obtener el 2.º año de humanidades y poder contratarse como auxiliares paramédicos. Este último curso se realizó en la misma Casa Central.

Es que mucho había cambiado desde que las ambulancias eran tiradas por caballos y los caballeros aún llevaban tarro de pelo.

En Santiago y Valparaíso había aparecido la televisión con unos enormes y costosos aparatos; las radios a pilas, que en un comienzo se traían del puerto libre de Arica, estaban ya al alcance de la clase media; y los Estados Unidos empeñado en una carrera con la URSS también había logrado mandar a un hombre a dar vueltas sobre la cada día más pequeña y redonda tierra. La llegada a la luna ya no pareció un sueño de Julio Verne; los santiaguinos pudieron ver, en el televisor de algún amigo acaudalado, o en las vitrinas céntricas, a los astronautas salir de sus naves provistos de escafandras a bucear en la profundidad oscura del infinito.

Al gobierno de don Jorge Alessandri le quedaba sólo un año. Autodefinido como independiente, los partidos de derecha había sido su base política, a lo cual se habían agregado más tarde una fracción de los radicales. Julio Duran, que según el decir de algunos había nacido para presidente, se perfilaba como el sucesor de su línea política. Pese a las críticas de la oposición, don Jorge no perdió su prestigio como los gobernantes que le precedieron; su austeridad y fuerte personalidad le granjearon el respeto del pueblo, cuando a pie y sin ninguna escolta recorría las calles de Santiago para arribar a La Moneda, su lugar de trabajo. La firmeza de su posición la hizo sentir sobre los gremios, incluyendo al de los médicos quienes en 1960 realizan un paro de actividades que duró más de treinta días, en demanda de mejoras salariales, dado que la inflación de los últimos quince años había echado por el suelo todo lo conseguido con la dictación del estatuto del médico funcionario.

Los servicios de urgencia no adhirieron al paro por expresa voluntad de los huelguistas, quienes razonablemente estimaban que la población no podía quedar desamparada. Esto motivó un atochamiento mayúsculo en todas las postas, que debieron reforzar sus dotaciones. Presumiblemente esta debilidad del gremio y la terquedad del gobernante hicieron que la huelga, la única que habían realizado los médicos a nivel nacional, fracasara absolutamente.

La izquierda, que había logrado aglutinar a sus siempre dispersos simpatizantes, para la elección de 1958 y que la perdiera por un escasísimo margen de votos, gana, para la sorpresa de todos, una elección complementaria en Curicó. Esta intrascendente victoria, sin embargo, fue su gran traspié. La derecha vio con alarma que tenía perdida las próximas presidenciales y que un marxista llegaría al poder; sus fuerzas se desbandan y apoyan a Eduardo Frei, hasta el momento seguido sólo por los demócrata cristianos, que aunque pocos, eran portadores de una mística juvenil y arrolladora.

Rafael Cisternas era un buen representante de esta nueva ideología, católico, desde la escuela era militante, había sido candidato a la federación de estudiantes, pero no logró ganar, pues los Conservadores tenían su plaza fuerte en la Universidad Católica. —Hay que alejar la política de los claustros —argumentaba la derecha, proclamándose gremialistas al ver peligrar su feudo —la política todo lo ensucia.

Carlos Andrés recordaba a su amigo Rafael, subido en una banca, cuando hacía un discurso:

—La política es como el agua o como el buen vino —había dicho Cisternas—, se adapta al jarro que la contiene, hoy está en un barril, mañana en un vaso, aquí en la universidad adquiere otra forma, está en otro jarro, pero eso no significa que sea dañina; son los universitarios quienes harán la gran política de mañana, debemos conocerla y sin temor dominarla, aunque por ahora nos corresponda beberla en un pequeño vaso.

Carlos Andrés había apoyado a su amigo en la universidad, pero de ello hacía varios años, ahora frente a la próxima elección presidencial, estaba con Allende, su padre también, con los radicales que formaban FRAP.

—Si no apoyaras a Allende, no te traería a operar —había comentado en broma el padre, que desde que su hijo se decidiera por la cirugía lo había tomado como su ayudante y discípulo.

Luis Cuevas, muy a su pesar había decidido apoyar a Frei. El Marqués de Cuevas como en tono de mofa le habían escrito en el casillero donde guardaba su delantal, habría preferido un candidato de derecha; optaba por el mal menor. Se había especializado en cardiología y en su rubro era bastante acertado y, por sobre todo, con mucho éxito económico. En la A.P. ejercía como internista del tercer turno, entre las 13:30 y 16:00 horas, de ahí partía a su consulta hasta avanzada la tarde.

El 21 de mayo de 1964, Alessandri leía ante el congreso su último Mensaje; daba cuenta de los esfuerzos hechos por reconstruir lo destruido por el terremoto de cuatro años antes. En la A.P. los médicos de turno escuchaban el discurso por la radio y en una escuela primaria regida por una congregación religiosa, se celebraba el aniversario del Combate Naval. Se había organizado juegos folclóricos: carreras de ensacados, tirar la cuerda y el palo ensebado, que en su tope tenía clavado un billete de 5 escudos, que así se llamaba nuestra moneda en tiempos de don Jorge.

Un chico de quince años se encaramó por el madero, en medio del clamor de la concurrencia que lo apoyaba en su intento. Un grupo de compañeros ideó hacerle una broma y colocaron en la base un palo para que se clavara el trasero al bajar, desgraciadamente el descenso fue muy veloz y el chico se enterró la filuda estaca profundamente, lanzó un grito y en medio de revolcones y un profuso sangrado perdió el conocimiento.

La llegada del muchacho a la Asistencia fue muy dramática, lo llevaron los profesores y sus compañeros, incluidos los compungidos bromistas. Se le pasó urgente al pabellón. El palo había destrozado los intestinos en varios puntos y también arterias de importancia, de manera que el abdomen estaba lleno de sangre y deposiciones. La intervención fue muy laboriosa y difícil, de llegar diez minutos más tarde el paciente habría fallecido.

En el patio de ambulancia los acompañantes esperaban muy angustiados, los sacerdotes trataban de calmar a los muchachos que se sentían culpables.

—Por el momento salió bien —aclaró Cisternas —pero son lesiones graves que pueden complicarse.

—Dios se lo pague —le respondió el cura.

—No se preocupe, siempre, lo hace —sonrió el gordo.

5

Al año siguiente el doctor Salinas asume el cargo de médico jefe de la Casa Central en reemplazo del doctor Peterman, que había renunciado para dedicarse a la docencia. Su ascenso fue mirado con especial satisfacción por todos. Además de su indiscutible capacidad técnica como cirujano, su calidad humana era apreciada sin envidia por sus colegas. Era un hombre sencillo, siempre dispuesto a aconsejar y aprovechar las virtudes de los demás, en vez de sacar en cara sus defectos.

En el plano nacional, la DC con Eduardo Freí triunfaron en las elecciones de septiembre. Existía en el ánimo colectivo, especialmente de los profesionales, la certidumbre que había que efectuar grandes cambios sociales; la izquierda ofrecía un camino al socialismo y la DC su Revolución en Libertad. Ambos compartían que era necesario incorporar con rapidez a nuevos estratos marginados a los bienes y servicios que la modernidad proporcionaba, a pesar del subdesarrollo. En los años siguientes la salud se vería fuertemente transformada con la creación del SERMENA, formulario nacional de medicamentos y nuevos planes en la formación de becarios y médicos generales de zona.

Mientras tanto la construcción de la nueva Casa Central avanzaba, lento, pero avanzaba.

La mística de la DC se redobló al asumir el poder. Rafael fue llamado por el partido a trabajar en el ministerio y debió dejar la A.P., en la práctica el ejercicio privado, y aunque ello le significaba reducir su presupuesto, aceptó disciplinadamente.

Fue un período de despertar social, se sembraron sueños y aspiraciones que llevarían años después a enfrentamientos, cuando los marginados conscientes de sus derechos y poder los exigieron con más fuerzas.

En la A.P. donde la política rara vez era comentada por sus miembros, los cambios legales fueron ahora motivo de charla a la hora del tóxico; la reforma agraria o el nuevo trato a las compañías extranjeras del cobre, se analizaban con las proyecciones que cada cual las sentía. Los comentarios políticos de antaño no pasaban el carácter de pelambres: Lo que había dicho tal o cual parlamentario respecto a una ley que pocos conocían. Ahora la suerte del país importaba a todos.

—Es un despertar en la conciencia política de un pueblo —le había dicho Rafael.

—Cállate Gordo, siempre haciendo propaganda, te pareces al guatón del bombo —se rió Carlos, haciendo mención a un grueso individuo que desfilaba para la campaña de Frei —ahora que eres asesor te has vuelto insoportable.

Como en muchos servicios públicos los funcionarios son periódicamente calificados por sus jefes. En la A.P. este es un procedimiento privado y motiva una lista de antecedentes para los ascensos. Luis Cuevas consideró que sus notas no correspondían a sus méritos y apeló a una comisión *ad hoc*, que, a su pesar, ratificó el primer informe. Por ello se dirigió directamente donde el doctor Salinas a representarle su malestar, pues consideraba su mala calificación como una persecución política.

El "Mito", a pesar de su conocido buen carácter, tenía sus momentos de ira que lo hacían temible, dejó el infaltable cigarrillo en el cenicero y golpeó la mesa.

—Eso no lo acepto, aquí nunca, oíste, nunca se ha perseguido a nadie —gritó, pero un acceso de su tos de impenitente fumador, le cortó el discurso y lo apaciguó. Luis permanecía en silencio.

—Mira cabro —continuó con su voz gangosa —yo conozco tus cualidades técnicas, pero quiero decirte claramente, que pienso que no sirves para este trabajo. El médico de urgencia requiere de un espíritu de sacrificio que no tienes, aunque fueras el mejor cardiólogo de Santiago. Sabemos de continuas quejas de pacientes por mal trato, también han reclamado tus colegas de que le haces el quite al trabajo, fíjate bien, no te estamos echando, pero piénsalo.

Días antes, Carlos Andrés había operado a una anciana de obstrucción intestinal; tenía un extraño parecido a su abuela, la madre de Leonora, que en sus sentimientos la había suplido. La paciente hizo una evolución llena de complicaciones y falleció. Carlos, que le había dedicado especiales cuidados y que incluso le había pedido al Mito su opinión, se consternó al saber de su muerte. El doctor Salinas que en ese momento dejaba su oficina, se cruzó con él en el patio.

—¿Y qué te pasa que traes esa cara?

—Se me murió doña Margarita.

—Bueno. Y qué querías si tenía como mil años. ¡Puchas, el día que me tocó! Otro que se cree Dios.

Luis Cuevas renunció en diciembre, siguió diciendo por años que los democratacristianos lo perseguían.

6

En 1965 se produce un sismo con caracteres de terremoto en las cercanías de la Ligua. Se desmorona el muro de contención de los relaves de la mina El Cobre. Cientos de toneladas se precipitan sobre el poblado, haciéndolo desaparecer con sus casas y habitantes.

La Asistencia concurre en su ayuda. El doctor Salinas y el doctor Gautier van a cargo del grupo. Llevan dos ambulancias con equipo y medicamentos, desgraciadamente nada pudieron hacer. La masa de escombros había hecho desaparecer el caserío, una costra impenetrable cubría toda la zona. El silencio sólo era roto por el llanto de uno que otro sobreviviente casualmente ausente la noche del aluvión.

—Lo que más me impresionó fue un viejito que no quería abandonar el lugar donde seguramente estaba su casa —comentó Carlos Andrés a su padre.

—Por suerte no sufrieron, siempre he querido pensar que la muerte rápida no deja de ser un alivio —susurró Carlos, con los ojos húmedos y algo avergonzado por su emoción no disimulada.

Cuando se trataba de catástrofes, la acción de la A.P. trascendía sus límites geográficos, incluso los nacionales; es así como delegaciones de la Asistencia habían concurrido en ayuda de países hermanos a la hora del dolor, como una forma de retribuir la ayuda que muchas veces recibimos. En 1947 se llevó ayuda a San Juan en Argentina a raíz de un terremoto; el 49 se concurrió a Ambato en Ecuador; el 52 a La Paz en Bolivia sacudida por una cruel guerra civil; y años más tarde, por otro terremoto, se lleva ayuda a Venezuela. En el plano nacional ocurría otro tanto, sismos, inundaciones o incluso grandes accidentes como el ocurrido con el choque de unos buses en Vallenar en 1963 contaron con la presencia de la A.P.

El viaje de Charles de Gaulle fue otro motivo de movilización. Debía garantizarse su vida en caso de algún atentado o accidente. Las autoridades encargaron a la A.P. está misión; junto a la embajada se diseñó un plan que cubría toda la estadía del mandatario en territorio nacional. Los doctores Garcés, Acevedo, Souyet y el propio director lo acompañaron a través de su gira con los maletines bajo la mesa; concurrieron a los banquetes y ceremonias oficiales; y en automóvil siguieron a la comitiva en sus desplazamientos.

Todo esto en secreto pues el general no aceptaba estas medidas de protección. Paradójicamente los cuidados estaban destinados sólo a de Gaulle, si cualquiera de sus acompañantes sufría un percance debería recurrir a otros medios; ello incluía a la propia esposa del presidente. Los médicos siguieron fielmente estas instrucciones y cuando en un almuerzo un comensal sufrió un desmayo, no se levantaron de la mesa para no revelar su identidad.

La cantidad de consultas crecía día a día. Los accidentes del tránsito habían aumentado dramáticamente. Las motonetas, pequeñas y frágiles, casi siempre guiadas por gente muy joven habían aparecido en la última década. Recorrer en ellas las calles sorteando micros y *trolleys* era de gran riesgo; a diario se producían accidentes, muchos de ellos fatales. Las calles de Santiago empezaban a verse atestadas. Entonces aparecen unos enormes buses japoneses, los primeros petroleros, con su sucio reguero de humo negro, los Mitsubishi. Su mayor movilidad en comparación a los vehículos eléctricos obligados a seguir la huella de los cables, haría que los *trolleys* empiecen a ser desplazados hasta desaparecer. Se plantaba así la semilla del esmog.

Aureliano Carrasco fue advertido por la radio de un choque en Avenida Matta, allí llegó con su ambulancia. Sólo había un herido, el pasajero de un microbús. Con el impacto un fierro se le enterró en el pecho dejándolo clavado al primer asiento, cerca de la puerta.

Nadie se atrevía a tocarlo, mientras el hombre gritaba a más no poder. Aureliano forcejeó un momento y ante la imposibilidad de zafarlo, advirtió por la radio que se dirigía a la A.P. y que tuvieran a mano una sierra de metales. Por fortuna la micro aún podía moverse por sí misma. Costó mucho hacerla entrar por la estrecha puerta de San Francisco. Al paciente se lo sedó y se procedió a cortar la lanza que lo atravesaba.

El doctor Luis Gautier, jefe en ese instante, fue el encargado de desinsertarlo. Por suerte, para el infortunado, el fierro sólo atravesaba las partes blandas que rodean el tórax, no penetrando a él.

—De no ser así —comentaba aliviado Aureliano —"el Anticucho" no habría llegado vivo.

Carlos Andrés debía intervenir a una paciente operada hacía un tiempo de cesárea en una maternidad; todo hacía suponer que una compresa había sido olvidada entre sus vísceras. Antes de entrar al pabellón fue llamado por su jefe:

—¿Alguna vez has operado un "compresoma"?

—No —respondió Carlos.

—Bueno, lo primero que debes saber es que es un hecho sumamente desgraciado, que por más cuidados que se tengan a todos puede ocurrir, no lo olvides; a mí se me quedó una gasa en una peritonitis. Abres el abdomen, exploras; introduces un par de compresas y envueltas en ella sacas el cuerpo extraño. Nadie en el pabellón, ni siquiera el ayudante debe advertirlo. Y después ni una palabra, sólo a mí me das cuenta de lo que encuentres. ¿Está bien?

—A mí no se me habría ocurrido —le comentó Carlos Andrés esa noche a su padre.

—Qué bueno que reconozcas que los viejos aún te pueden enseñar algo —le respondió Carlos.

El doctor Peñafiel era un conocido mujeriego, desde luego muy poco fiel. Su mujer que bien lo conocía, no lo descuidaba; con frecuencia lo llamaba a la Posta o sencillamente se aparecía por allí para controlarlo.

—Si me llaman de la casa, di que estoy operando —se despidió Peñafiel. Dejó su automóvil en el patio y partió. Juan Lelouch no le prestó mayor atención y siguió leyendo el diario, sólo recordó el asunto cuando apareció la esposa buscando a su colega.

—Está operando —susurró Juan, que prefería mentir a media voz, cuando -¡qué diantres!- había que hacerlo.

—Entonces lo voy a esperar —respondió la mujer, sentándose en la sala de médicos.

Juan alertó a los porteros: —Apareciendo el desgraciado de Peñafiel me avisan discretamente y no lo dejen entrar por ningún motivo.

—Parece que es larga la operación —comentó la esposa mientras pasaban las horas.

—Sí, hay casos difíciles —respondió Juan, muy incómodo.

En la Posta 3 hay sólo una puerta de acceso y la sala de médicos con puertas de vidrio hacía imposible que Peñafiel entrara sin ser visto. Pero Juan ya tenía un plan y apenas llegó el galán lo colocaron en un camilla y tapado con una sábana fue introducido al pabellón, pasando por encima de las narices de su mujer. Un rato más tarde salió, fresco como lechuga.

—¿Te hice esperar mucho, mi amor?

—Ya estaba que me iba —respondió ella, besándole la mejilla.

—Y este infeliz no me dio ni las gracias —se quedó pensando Juan; ¡lástima! que su proeza de ingenio no podía ser divulgada. Como siempre el secreto profesional no dejaba de ser una lata.

7

Por ese tiempo se estrenó con gran éxito la película Zorba el Griego; su música pegajosa y encantadora se tocaba todo el día en las radios. Carlos Andrés y Nancy, una chica a quien cortejaba desde algunos meses, hacían cola para comprar las entradas para el cine Astor. Era una cálida tarde de domingo y tomaban un helado. La sirena de una ambulancia sobresaltó a Carlos; y primero una y después tres o cuatro ambulancias pasaron veloces por la calle Estado.

—Debo concurrir a la Asistencia Pública, debe ser un accidente grave.

—Pero si no estás de turno —reclamó la muchacha.

—Tú no entiendes, es mi obligación. Así es la Posta.

—¿Y la película?

—Otro día la veremos.

—Carlos, si me dejas botada aquí te juro que no volveré a verte, te lo prometo —se puso firme Nancy.

—Pero mi amor, ¿qué quieres que haga?

—No me toques, no me toques, y no hagas escándalo delante de la gente, ándate a tu dichosa posta —y lo dejó plantado en la fila.

Carlos la vio alejarse sin mirar atrás.

—¡Por la mierda! —exclamó, apretando los puños, y con paso rápido se dirigió a San Francisco.

En realidad, la cosa no era para tanto. Se trataba de bomberos que en un incendio habían aspirado humo; había más de veinte y otros tantos se paseaban en el patio con sus uniformes mojados. No había mucho que hacer.

Un bombero gritaba retorciéndose en una angarilla, soportado por cuatro colegas que a gritos exigían rápida atención. Para justificar su presencia Carlos lo examinó. Un gran clavo, de por lo menos cinco pulgadas le atravesaba la bota a la altura del pie. El intento de retirar la bota fue seguido de alaridos del paciente y múltiples reclamos de sus compañeros que aseguraban que el doctor era un bruto, negándose a abandonar el *box* y a dejar solo al herido. Se debió recortar la dura bota de caucho con unas tijeras para latón. Al despejar la zona se comprobó que el clavo ni siquiera había rasguñado la piel, atravesando sólo, y por milagro, la goma del botín. Sólo al comprobarlo con sus propios ojos el bombero dejó de gritar.

—¿Y para eso tuvieron que romper la bota, no saben que son importadas? —reclamó uno de los acompañantes.

—Salga de aquí inmediatamente, o lo hago sacar con los carabineros —gritó Carlos, fuera de sí.

Otro voluntario llegó a calmarlos antes de que se armara la gresca.

Al dejar la Casa Central, Carlos encendió un cigarrillo, desde la oficina del telefonista se escuchaba una melodía, tocaban la música de Zorba.

Días más tarde le comentaba a Rodrigo, un compañero de turno, que casi se trenza a puñetes con los bomberos.

—Una vez el doctor Lepe golpeó a un tipo, yo estaba atendiendo a su esposa —se recordó Rodrigo —una pobre mujercita tuerta desde la infancia; el fulano llegó con unos tragos de más y le pegó un palo, reventándole el ojo bueno; no había nada que hacer; ella no se daba cuenta que había quedado ciega para siempre. El marido, afuera, reclamaba por la demora. Yo llamé a Lepe, que era el primer ayudante, pues sangraba bastante. Después de ponerle unos puntos en el párpado, Lepe llamó al marido; «¿usted reclamaba por algo?». El hombre no alcanzó a contestar. Lepe con sus tremendas manazas le envió un combo en la boca y lo dejó sangrando.

8

1 966, la claridad al final del túnel. El doctor Zapata envía al doctor Mario Oviedo, ex-jefe de turno, a supervigilar los detalles de la construcción de la nueva sede. Las cosas avanzan con lentitud, pero sin nuevas detenciones. "El pequeño Arquitecto", como en broma tildan a Oviedo, informa de su misión, de los tropiezos y adelantos. Debieron hacerse muchas modificaciones al proyecto original: se refuerza una losa y se la trasforma en un helipuerto no contemplado previamente; en la terraza se construyen dormitorios para los residentes; un pabellón para quemados y oficinas para la dirección.

El doctor Emilio Aldunate Phillips realizó un mural en el *hall* de acceso; para lo cual debió importarse "muralite" desde Italia. El doctor Aldunate había diseñado en 1927 el emblema de la A.P. -la Cruz de Malta blanca en fondo rojo-. Ahora en un muro de tres por cuatro metros dejó fraguada su idea.

A través del doctor José Weitman, jefe de turno y médico de la embajada de EE.UU., se había tomado contacto con el embajador; Ralph Dungan había visitado la construcción, interesándose mucho en su funcionamiento.

Gestionó un préstamo de 200.000 dólares para su terminación y alajamiento. Desgraciadamente la burocracia de ambos países hizo que el dinero demorara en llegar y que finalmente se destinara en parte a otros fines.

En diciembre hubo una huelga de la FENAT, entidad gremial del personal paramédico del servicio de salud. La gente de la Asistencia adhirió a la protesta que era por aumentos salariales. Por 26 días la A.P. debió funcionar con conscriptos del Regimiento Buin, que se trasladaron con sus cocinas y equipos y con las voluntarias de la Cruz Roja que actuaban como auxiliares. Días antes de la Navidad, el doctor Zapata decidió hacer entrega de los regalos, que con mucha anterioridad estaban comprados para los hijos de los funcionarios. Este hecho fue un factor gravitante para el cese del conflicto.

En mayo del 67, el doctor Mardones renuncia a la dirección del SNS; el cargo se le ofrece al doctor Zapata. Sin embargo, el partido democratacristiano exige que sea un hombre de sus filas, además que el Dr. Zapata había apoyado públicamente a Salvador Allende en una elección anterior. Es nombrado en el cargo el doctor Juan Hepp. Antes de dejar la dirección,

Mardones delega temporalmente en los directores de hospital su facultad legal de contratar personal. El Dr. Zapata contrata a 400 personas; de 6 enfermeras universitarias se sube a 42. El doctor Hepp lo considera una exageración y trata de anular la masiva contratación; recurre a la Contraloría, quien dictamina a favor de la A.P.

Así las cosas, con el edificio prácticamente terminado, el doctor Zapata recibe un informe confidencial: —Ocupa de inmediato el nuevo edificio, te lo quieren quitar.

Los preparativos para el traslado se aceleran; por último, si faltan detalles se terminarán después. Se fija la fecha de inauguración, será el 15 de diciembre; el presidente ha comprometido su asistencia.

Como es tradicional la bendición del inmueble debería realizarla un sacerdote. Pero aquí a la A.P. concurren gentes de todos los credos. «¿Por qué no hacer bendecir la Casa por los principales cultos del país?». Se pensó en las religiones católicas, protestantes, ortodoxas y judías. Y sin que nadie lo hubiese sospechado surgieron problemas: la reciente Guerra de los Seis Días tenía a los ortodoxos árabes enemistados con los judíos, de manera que el Patriarca aceptó asistir solamente si se lo dejaba practicar su rito antes que el Rabino. Finalmente apelando a la diplomacia se logró el propósito.

Se nombró madrinas del bautizo; lo serían las esposas del ministro, subsecretario y director del servicio, además de la esposa del presidente y del senador Allende. Por especial petición del sindicato del personal, también fue nominada la esposa del Dr.

Zapata.   En el acto recibirían una pulsera grabada como recuerdo.

Y llegó por fin el día tan esperado.   Quienes estaban de turno en las distintas postas debieron seguir laborando, pues este trabajo no cesa.   Nunca se había detenido desde el 7 de agosto de 1911.

El *hall* de acceso de la flamante construcción se hizo estrecho para contener a los invitados, periodistas y cámaras de televisión.

Un busto de don Alejandro del Río, realizado años antes por el escultor José Caroca, en base tan sólo a una fotografía (y que nunca había sido colocado en la vieja Casa Central) presidía el acto.

Carlos Navarro padre e hijo; Luz Tapia con varios kilos de más; Rubén Parra retirado hacía años de carabinero y ahora dueño de un taxi; el doctor Ricardo Flores con su hijo que parecía más bien su nieto; las Damas Cooperadoras; y los ex directores, médicos, dentistas, enfermeras, auxiliares y choferes, todos aplaudieron cuando la enfermera Isis Tapia lentamente izó el pabellón, mientras se interpretaba el Himno Nacional.   Los más viejos no pudieron ocultar unos lagrimones asomándose inoportunos.

Pero era un día de fiesta, hasta se olvidaron los largos quince años que duró el difícil parto.

Después de los discursos las autoridades recorrieron el edificio, Frei y Allende se habían saludado fríamente frente a los periodistas, como que el senador era el jefe de la oposición en esos momentos, pero al subir a la terraza del octavo piso, fuera del alcance de las miradas indiscretas, su antigua amistad añoró, y mientras se abrazaban, se tutearon tratándose de "Flaco" y de "Chicho", en medio de bromas mutuas.

El director acompañó al Presidente a su automóvil.

—Bueno doctor, hasta que al fin salió con su Posta. ¿Y cuándo piensa trasladarse, en dos o tres meses?

—No, Presidente, en tres días más.

Frei sonrió incrédulo y subió a su auto.

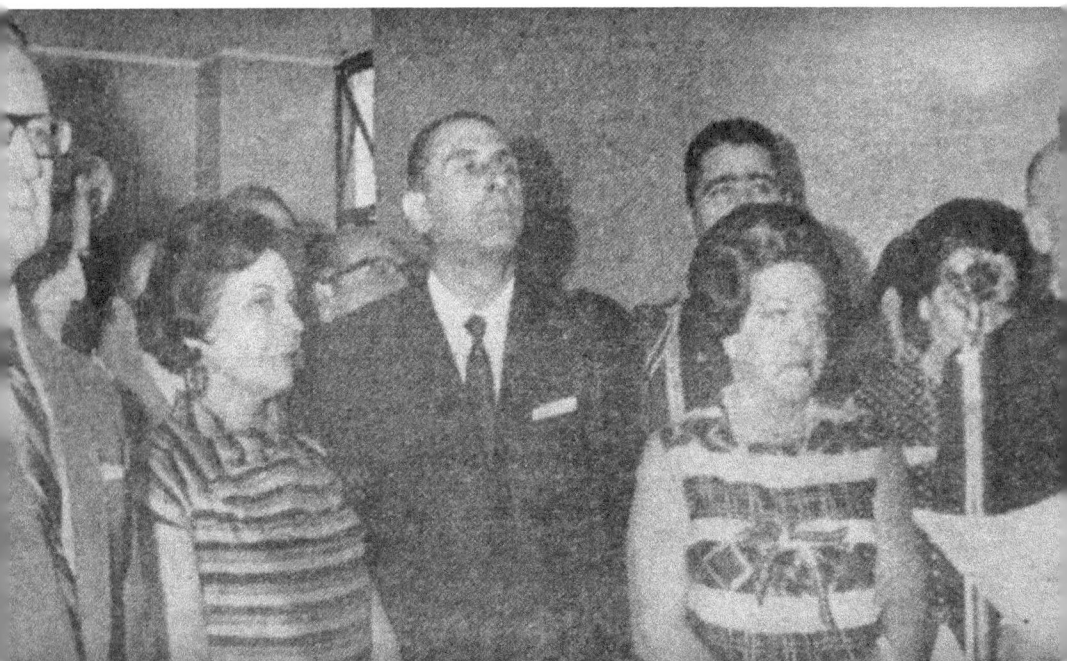

El Presidente Frei Montalva y, el entonces Senador, Dr.
Salvador Allende, futuro Presidente de Chile, en la
ceremonia de inauguración de la nueva
Asistencia Pública.

9

Durante tres días con sus noches se trasladó lo necesario, enfermos, ropa, e instrumental; se echaron a funcionar las calderas, los ascensores y esterilización. Todo ello estaba debidamente probado, pues en realidad desde hacía más de tres meses que la nueva casa estaba funcionando, en la llamada Marcha Blanca, para aprender todos los secretos que ella escondía.

Al lunes siguiente de la inauguración, la nueva Casa atendió sus primeros pacientes.

Carlos hijo empezó a trabajar en la nueva sede, su padre siguió fiel a la Posta 3. Se sentía como perdido en sus anchos pasillos; había pisos completos sin habilitar, como eran el segundo destinado a quemados y el tercero al pensionado. Sin embargo, antes de quince días, exactamente el 24 de diciembre, el servicio de quemados debió ser abierto, ya que una gran cantidad de pacientes con quemaduras resultó de un incendio en Melipilla.

Al comienzo debieron improvisarse muchas cosas, el número de médicos era insuficiente. En mayo del 68 la Posta 2 de la calle Maule se cierra definitivamente, según lo planificado, y 19 médicos pueden integrarse a la Casa Central.

Pero la larga historia de la A.P. que aparentemente cerraba en forma definitiva su capítulo de estrecheces y penurias, debería soportar todavía un último ataque artero, quizás el más mal intencionado de toda su existencia.

En mayo de 1968, el doctor Zapata como consejero del SNS, y sin aviso previo, se encuentra con que en la sesión debe tratarse "sobre tabla" el proyecto que suprime su cargo; que crea el hospital metropolitano en el edificio de Portugal y que anexa las Postas 3 y 4 a los hospitales del área respectiva. Vale decir la desaparición definitiva de la institución Asistencia Pública.

El término "sobre tabla" significaba además que el asunto debería tratarse y definirse en la próxima sesión.

El trasfondo de la cuestión era complejo, tras ella se movían variados intereses y conceptos sobre la atención de la urgencia. De hecho, no era el primer intento de algunos por hacer desaparecer la A.P.

En muchos países, y desde luego en muchas ciudades de Chile, no existen servicios de urgencia separados de los hospitales generales. Teóricamente el estar adosados tiene innumerables ventajas; la posibilidad de evacuar al hospital los pacientes cuando la urgencia cesa o cuando las camas se hacen insuficientes; y aprovechar la costosa infraestructura sin necesidad de duplicarla. Pero la práctica no siempre se conjuga con la teoría; y los servicios de urgencia de los hospitales J. J. Aguirre, Barros Luco y de El Salvador conocieron la desdicha de ser considerados los parientes pobres de los hospitales; y en la necesidad de superar sus problemas debían recurrir a la A.P. para pedir auxilio. Y eso era una realidad no discutible.

Es probable que la causa de esta posición se deba a la formación teórica de los jefes de servicio en los hospitales. Habitualmente el jefe era al mismo tiempo el profesor, pues la escuela de medicina cohabitaba en una simbiosis con el SNS, y su única preocupación era a menudo la docencia y la excelencia académica, descuidando de paso su obligación para con la comunidad.

Que la espera por una cama fuera eterna, no lo consideraba su responsabilidad; que el servicio de urgencia no tuviera los medios adecuados, tampoco.

Fue por esos motivos que se creó la A.P., por lo mismo creció y con los años se transformó en la única institución capaz de afrontar la emergencia con los medios adecuados. El suprimirla por decreto dejaba a la población en total desamparo, ya que no se habían creado las instancias que la suplieran.

Existía además un asunto puntual y nuevo: La demolición del hospital San Francisco de Borja, para construir la remodelación del sector. La corporación de reforma urbana, CORMU, exigía la entrega de los terrenos que había comprado, mientras que el proyectado hospital P. J. Quemada debía paralizarse por falta de recursos. El área central se quedaría sin hospital y su personal sin lugar de trabajo. Las autoridades debían solucionar la situación y soportar las presiones que ello implicaba.

Los dados estaban echados; había que moverse con prontitud. El director se reunió con su gente, igual que lo hiciera años antes don Luis Aguilar cuando no había con que pagar los salarios. El llamado a las más altas autoridades encontró oídos sordos; el presidente no daba audiencia; los parlamentarios de la DC tenían orden de partido.

Se recurrió una vez más a la comunidad, al usuario, al hombre y a la mujer que alguna vez recibieron su ayuda; a aquél que fue atendido gratuitamente; o a aquél que simplemente le debía la vida.

Y la comunidad respondió. En primera plana *El Mercurio* publicó la noticia y su apoyo; después lo siguieron todos los diarios, revistas y radioemisoras.

Diversas entidades se movilizaron e hicieron sentir su malestar y presión; el contralor de la república don Héctor Húmeres, instaló un libro de firmas en apoyo de la A.P.; durante una semana. *El Mercurio* y los diarios de su editorial usaron su portada con alguna alusión de defensa; los parlamentarios se movilizaron: con rapidez se redactó una Ley, cuyo artículo único prohibía el uso del edificio por otra institución que no fuera la A.P.

Pero la dirección del SNS contraatacó, aunque las inserciones en los diarios debía cancelarlas; se dio orden de partido a los democratacristianos para que no apoyaran el proyecto en las cámaras, aunque algunos se ausentaron para impedir una mayoría contraria; se ordenó retirar los libros de firmas, so pena de sumario.

Pero la reunión del consejo que debía dirimir el conflicto se postergó; finalmente gracias a los buenos oficios, de, entre otros, el Colegio Médico y de su presidente el doctor Pino, se logró la solución: uno de los servicios de medicina del hospital San Francisco de Borja se integraba a la A.P. El profesor Miguel Hermosilla, que años antes había sido médico de la Asistencia, se trasladó con todos los miembros de su cátedra al nuevo edificio. Un viejo conflicto de poder en el San Borja encontró así alivio, pero de paso, para la A.P. significó una gran ganancia. Internistas de excelente formación se integran a su equipo. La unidad de tratamiento intensivo pudo así echarse a andar con su concurso. La savia intelectual nueva que todo grupo humano necesita se vio renovada con el trabajo de profesionales adiestrados en la docencia e investigación. En este selecto grupo se encontraban: Feliú, Gutiérrez, Arroyo, Ruiz, Gutiérrez, Román, Jiménez, Rosenkrans, Antillo, González, Folch, García y Chávez.

Así se cerró un capítulo de esta larga historia, jalonada de episodios donde el esfuerzo de sus miembros se enfrentó con el desinterés de quienes no sufrían sus conflictos. Es probable que todas las empresas humanas vivan situaciones parecidas; cada cual gusta de ver el mundo desde su propia parcela.

La meta de la Asistencia Pública es simplemente aliviar el dolor, quizás de un modo especial, como si no fuera ajeno.

Y en esta casa de puertas siempre abiertas, inspirados por el mismo espíritu de sus fundadores, se han turnado muchos hombres y mujeres, en una carrera de posta, dejando de lado sus personales conflictos cotidianos, para que la muerte espere, ojalá una oportunidad muy lejana. Ellos son los héroes de esta historia, porque cada uno ha aportado con su cuota y en la historia de los pueblos y de las instituciones todos los miembros son igualmente importantes.

Epílogo

M i reloj seguía detenido, aún marcaba las 6:30.

Don Germán de la Fuente me había conducido a sus habitaciones en la residencia del San Juan de Dios. Era una pieza de cielo alto, muy helada, un aroma de orden flotaba en el aire; en un rincón estaba su escritorio, sus libros; cortinas de hilo y grandes calados sóbrelas ventanas de postigos blancos. Una monja tocada con una cofia de alas almidonadas nos trajo el té.

—¿Desea servirse unos bizcochos, señor Carrasco?, perdone que yo no lo haga, pero debo cuidar mi peso —me dijo don Germán, pasándose la mano por la barba.

—No me atreví a rechazar su ofrecimiento, aunque no sentía hambre. Sólo me molestaba tener un zapato mojado, cuando al cruzar la calle hace un rato, lo metí en una poza.

Don Germán encendió un cigarrillo; me ofreció, pero yo no fumo. Me sentía tan desubicado que no sabía que decir. Yo creo que él tampoco estaba cómodo.

—Perdone, doctor, pero, ¿qué día es hoy?

—Martes.

—Sí, pero, ¿qué fecha? estoy tan perdido ¿en qué año estamos?

Don Germán dejó de sonreír.

—Mire, señor Carrasco, perdón, ¿cuál es su nombre de pila?

—Aureliano.

—Bien don Aureliano, muy honestamente tampoco lo sé, solamente ayer fui informado por don Alejandro de esta misión, pero confiando en su buen juicio he regresado. Sé que no lo podrá comprender, pero puedo asegurarle que nada debe temer.

Golpearon suavemente la puerta y otra vez la religiosa entró. Traía el uniforme que se me había ofrecido hacía unos minutos en la Casa Central.

—Yo me retiro un momento para que se vista —me indicó el doctor de la Fuente —no se preocupe por su ropa, puede dejarla sobre la cama.

Me puse mi nueva indumentaria. Frente al espejo del ropero pude contemplar mi imagen. Las botas me quedaban perfectamente, como si supieran que calzo el 44. Regresamos a la Asistencia. Desde la vereda opuesta la observé mejor, ya no llovía. Las ampolletas daban una escasa luz amarillenta. Las casas vecinas todas de un solo piso y techos de tejas. Parecía un pueblecito del sur.

En el patio central había un hermosísimo automóvil negro, el más antiguo que jamás había visto.

Don Alejandro y el joven René Alvarez nos esperaban. El doctor del Río se veía preocupado.

—Deberán perdonarme, pero aún no estamos todos —dijo con voz grave —es que, bueno, estas cosas no son tan sencillas, Él—, hizo una pausa, mirando al techo —también tiene muchas obligaciones.

Un joven impecablemente vestido hizo su entrada, saludando con mucha ceremonia.

—El doctor Samuel Fernández Walker —lo presentó don Alejandro.

Unos minutos más tarde, una muchacha de vestido blanco bajo la rodilla, no sé de dónde apareció. El cabello corto muy mojado, goteaba agua. Sonreía feliz.

—Es que allá arriba sí que llueve fuerte —dijo a manera de explicación.

—Amandita —la saludó con cariño el doctor del Río.

—Ella es Amanda González Zalfate, enfermera primera y gran colaboradora. Ya podemos partir. Señor Carrasco, si nos hace el favor.

Todos abordaron el automóvil, yo, al volante, lo hice girar en el patio. Antes de tomar la calle, don Alejandro me hizo detener con un gesto:

—Es un hermoso momento, parece increíble que más de 8.000.000 de seres hayan buscado aquí alivio a su dolor, durante 56 años, 4 meses y 11 días, sin que jamás esta puerta, que ahora definitivamente dejamos, se haya cerrado. ¡Vamos don Aureliano! desde este momento es nuestro guía, llévenos a la Casa nueva. Doctor Alvarez tenga usted el honor de tomar la bandera, y usted mí querido don Germán, como médico jefe reciba de mis manos esta llama de vida, sé que la sabrá legar a las nuevas generaciones, usted la bautizó con ese apodo que nos fue tan familiar y querido: "El Espíritu A.P.". ¡Vamos en marcha, sin detenernos jamás!

El viejo Coupé emitió un ronquido y enfilamos hacia la avenida de Las Delicias.

—Vamos —repitió Amanda con su hermosa sonrisa.

—S'il vous plaît, monsieur le chauffeur, a la casa nueva.

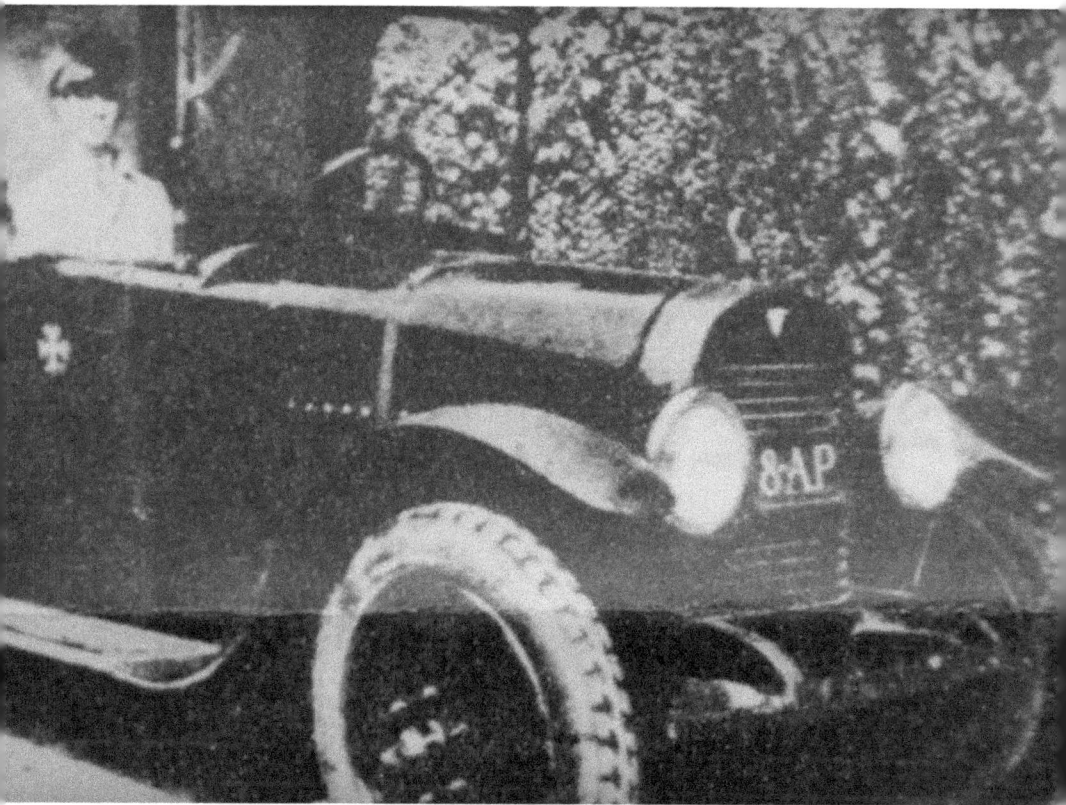

Don Aureliano Carrasco.

Biografía del autor

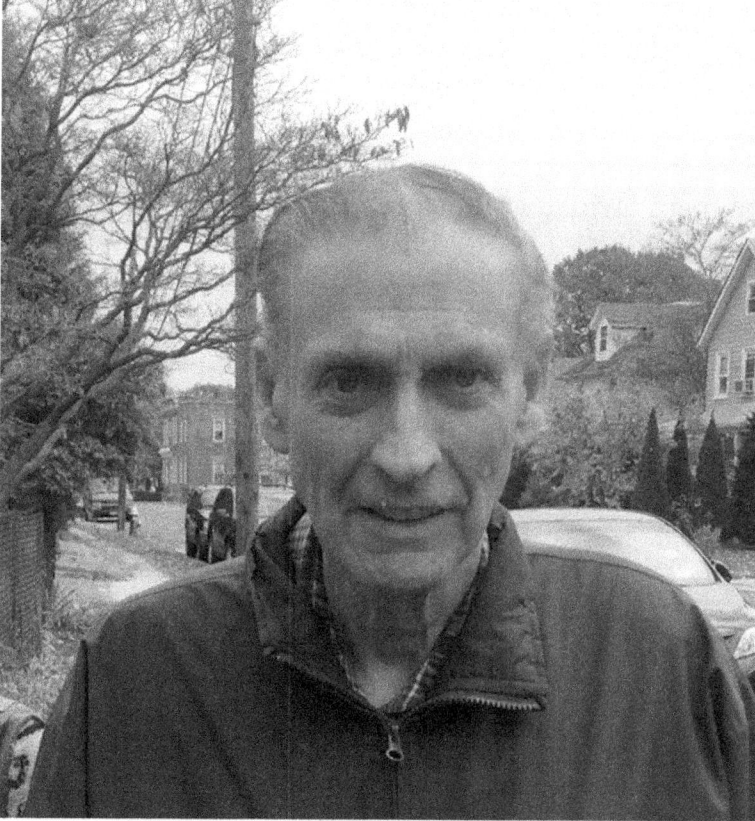

Reinaldo Martínez Urrutia nace en Talca en 1941 y vive desde su infancia en Santiago. Allí estudia Medicina en la Universidad Católica, egresando en 1965. Desde entonces ejerce en diversos hospitales dedicados a la Cirugía; labor que comparte hace más de cincuenta años con sus inquietudes literarias, enfocadas principalmente en la narrativa. Asistiendo a diversos talleres literarios, fue premiado por algunos de sus cuentos en el concurso literario Alerce, de la Sociedad Chilena de Escritores (1978); en el Alonso de Ercilla, auspiciado por la Embajada de España (1988); y en un certamen organizado por el

Colegio Médico (1984). Aquellos escritos galardonados están publicados en revistas y en dos antologías: *"Nuevos cuentistas chilenos"* y *"Cuento aparte"*, editadas por los talleres literarios a los que pertenecieron. La novela *"El dolor ajeno"*, le tomó cinco años de investigación y le fue encargada por colegas que deseaban que la rica historia de la Asistencia Pública no fuera olvidada por las nuevas generaciones.

En el año 1993 publica *"Los hombres llegaron gritando"*, que contiene cuentos escritos sobre variados tópicos a lo largo de veinte años, algunos de ellos premiados.

Tabla de materias

Colofón

Este libro se imprimió mecánicamente, no sabemos dónde ni cuándo, por algún robot dedicado a la impresión bajo demanda. Por lo tanto, nos es imposible indicar cuántos ejemplares han sido producidos a la fecha ni cuántos lo serán en el futuro. Esperamos que se haya usado papel Bond blanco y una tapa de cartulina polilaminada a color, con una encuadernación rústica mediante *hotmelt*. Por lo menos estamos seguros de haber usado la tipografía *Book Antigua*, en varios tamaños y variantes, para la mayoría de su interior.

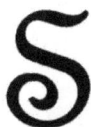

ꕷ

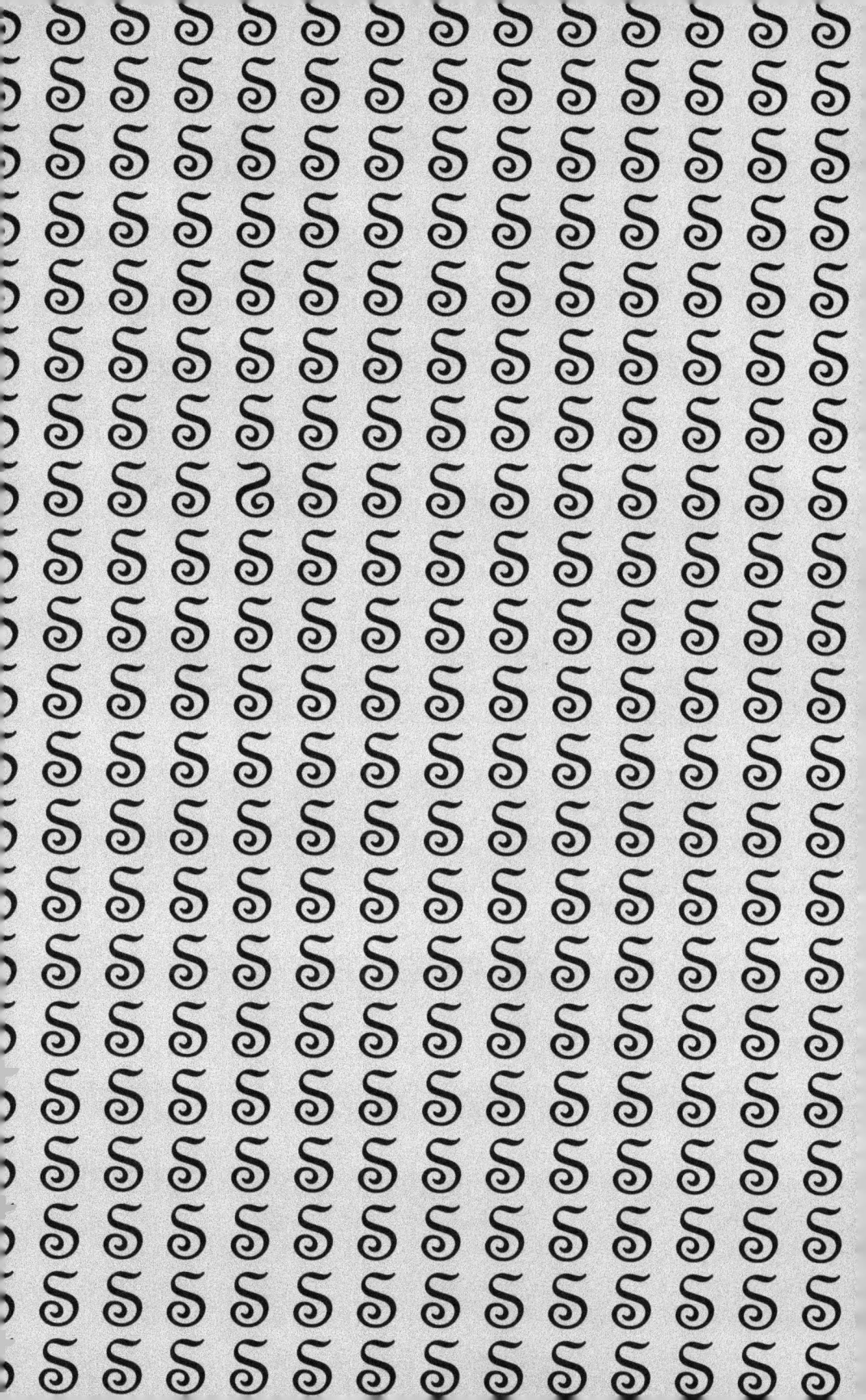

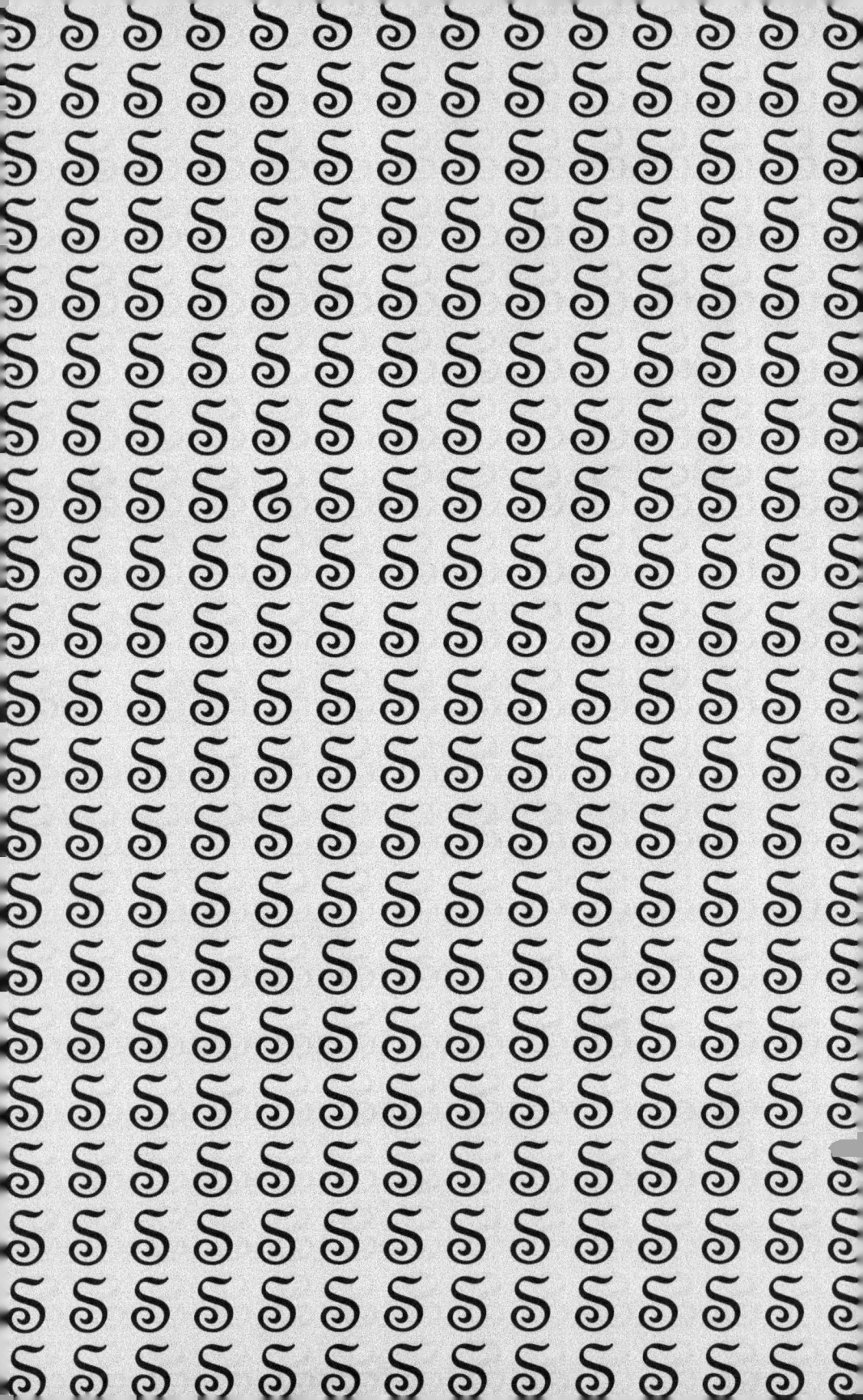